看護が引き出す回復力

レジリエンスで視点もアプローチも変わる

池田清子　神戸市看護大学　慢性病看護学教授

澁谷　幸　神戸市看護大学　基礎看護学准教授

波田彌生　兵庫医療大学　看護学部講師

丹生淳子　天理よろづ相談所病院　慢性疾患看護専門看護師

八木哉子　神戸市立西神戸医療センター　慢性疾患看護専門看護師

山尾美希　あさかぜ診療所　慢性疾患看護専門看護師

医学書院

看護が引き出す回復力
―レジリエンスで視点もアプローチも変わる

発　行　2021年8月1日　第1版第1刷©

著　者　池田清子・澁谷　幸・波田彌生・
　　　　丹生淳子・八木哉子・山尾美希

発行者　株式会社　医学書院
　　　　代表取締役　金原　俊
　　　　〒113-8719　東京都文京区本郷1-28-23
　　　　電話　03-3817-5600（社内案内）

印刷・製本　三美印刷

発刊に寄せて

レジリエンスといえば災害を思い浮かべる人が多い．私もレジリエンスと出会うきっかけは阪神・淡路大震災の被災体験にさかのぼる．そのときの詳細については本書第1章に譲るとし，仮設住宅でともに被災者の支援をしていた加古まゆみ氏を通して，私はレジリエンスを学ぶ機会を得た．

加古氏は，南豪州のフリンダース大学のレジリエンスセンターで活躍されており，私は1か月という短期間であったが，レジリエンスについて学びを深める機会をいただいたのだ．最初に加古氏から教えていただいたのは，災害レジリエンスが目指すものは元通りの状態ではなく「building back better」であるということであった．このとき，私はレジリエンスの考え方のなかに回復への希望を感じた．

その後，レジリエンスについて調べたり，学んだりするうちに，レジリエンスは人が「よりよく」生きる過程そのものではないかと考えるようになった．レジリエンスが高い人や低い人という表現もあるが，レジリエンスが発揮されているときとそうでないときととらえたほうがしっくりくることに気づいた．

私が専門とする慢性疾患看護では，慢性の疾患とともに生きる人が病いに向き合いながら人として成長するのだと実感することがしばしばある．そして，レジリエンスを発揮できるのは，本人の力だけではなく，周りの環境にもよると思うことがある．私がレジリエンスを感じとれた方のお一人を紹介させていただきたい．

彼女は田中みなさん，20代女性である．大学の教育学部4年生のとき，突然バセドウ病の症状により汗が止まらなくなり，電車のなかでも，教育実習のときにも，からだ中から汗が吹き出す経験をした．周囲の人からの視線が気になり，次第に友人からも社会からも孤立してしまった．「もう

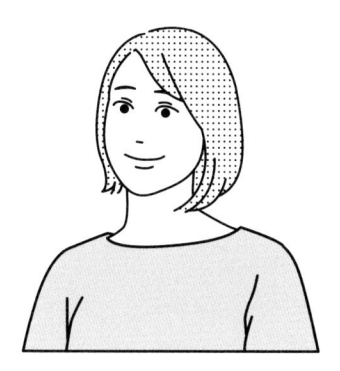

自分は生きる価値などないのではないか」と絶望していたときに，現在の主治医と出会い，その先生ご本人もバセドウ病であることを告知された．そして，「僕も医学部に入るまで随分と回り道をしたので田中さんの焦る気持ちはよくわかる．田中さんは自分のペースで進めばよい．無理しないように」と言葉をかけてもらった．この言葉をきっかけに，田中さんはようやく長い長い暗闇のトンネルから這い出すことができた．

　その後，田中さんはバセドウ病の仲間と出会い，「自分は一人ぼっちではないんだ」と勇気をもらった．同時に，バセドウ病という病気については社会ではほとんど知られていないことに気づき，今は，看護の大学での講義やメディアなどを通して，自分の病いの経験を若い世代に伝えている．その講演のなかで田中さんは，「なぜ，自分がバセドウ病になってしまったのだろうと思う気持ちは今でもありますが，私が"バセドウ病だからこそ"，素晴らしい先生や同じ病気の仲間に出会うことができ，自分の人生は大きく変わりました．だから，みなさんにも問いたいです．あなたにとっての"〜だからこそ"は何ですか」と語られている．

　この田中さんのストーリーはまさにレジリエンスそのものであり，彼女は今も成長を続けている．このような患者さんに出会うたびに，私は看護師として，人は病いを超える力があることに感動する．そしてこの現象は彼女だけでなく，もしかすると田中さんのように専門家や仲間の温かな眼差しや支

えがあれば，回復する現象(こと)は自然なことなのではないかと感じるようになった．そう思うと，自分がもし，病いや逆境に遭遇したとしても回復できるかもしれないという淡い希望がもてる．これが"レジリエンス"なのである．

昨今の日本そして世界の人々や社会は，自然災害やパンデミック，経済不況，病気や障害，大切な人を失うことなど，多くの逆境や困難に遭遇しているが，田中さんが教えてくれたように，人は"〜だからこそ"大切なことに気づき，感謝し，生き抜く力が備わっている．

そしてレジリエンスは，個人，家族，地域，組織にもある．本書では各単位でのレジリエンスについて，できるだけ身近な例を通して伝えることを試みた．レジリエンスの考え方を知ることによって，困難や回復といった出来事の見方が広がり，それが未来の看護を創りだすことにつながればと願う．詳細については各章を参照いただきたい．なお，レジリエンスの定義や解釈は，人によってさまざまである．議論を重ねてきた共著者の間でも，共通する部分もあれば，解釈が異なる部分もある．

本書を通して皆様ご自身のレジリエンスを発見する機会にもなることを信じている．

2021 年 7 月

筆者を代表して　池田清子

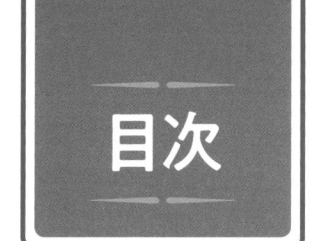

目次

第 4 章　組織のレジリエンス　　81

コラム

第 1 章

レジリエンスとは

1 ┃ レジリエンスの原体験

　1995 年 1 月 17 日，阪神・淡路大震災が発生した．それまで筆者は災害といえば台風災害しか経験がなかった．

　まだ夜明け前の眠りから覚めようとしていた早朝に突然，ゴーッという大きな地鳴りとともに自宅が大きく激しく揺れた．揺れは 30 秒近く続いたと思うが，その間，筆者はベッドにしがみつくことしかできなかった．とっさに「このまま天井が落ちてきて死ぬかもしれない」と思った．揺れが収まり，しーんと静まり返った静寂のなかで，筆者は一体何が起こったのかがわからず茫然としていた．揺れは一度で収まらず，何度か余震があり，そのたびに頭から布団をかぶり，「もうやめて！」と心のなかで何度も叫んだ．

　それからどのくらい時間がたったのかわからなかったが，ゆっくりと夜が明け，ぼんやりと明るくなった部屋を見渡すと，ベッドの上にも床にも割れたガラスが散乱していた．すぅーっと頬を冷たい風が撫でたとき，筆者はベッド脇の窓が大きく割れていることに気づいた．そして「私，助かったんだ…」と思った．

　あれから 25 年余りが過ぎた．このときの記憶は今も心に残っている．

　神戸の街は「がんばろう KOBE」を合言葉に復興を遂げた．復興の過程ではボランティア文化が生まれ，亡くなられた人への鎮魂と震災を忘れないた

めに希望の灯りが今も神戸の東遊園地に燈り続けている．

　震災後，筆者自身は，看護教員として学生と一緒に仮設住宅を回り，被災者の健康支援と傾聴ボランティアを続けた．そのなかで出会った人たちの多くは，「戦争に比べれば地震はまだまし．こんなに立派な仮設住宅に住むことができてほんまに幸せや．生きてるだけで十分．文句は言えん」と口にした．戦争を知らない筆者にとって仮設住宅が快適な住まいとは思えなかったが，どこの仮設住宅でもおかずのやりとりやお花を育てるサークルなど，いろいろな活動を拠点にネットワークが生まれているのを目の当たりにして，「どんな逆境におかれても人は生きようとし，生きるための知恵をもっている逞しい存在である」と実感した．このことがレジリエンスに惹かれた原体験である．

2 ┃ 人が逆境から立ち直る力

　悲しいことに阪神・淡路大震災以後も国内外で未曽有の災害が起こり続けている．災害とその復興が繰り返されているわけだが，その過程を振り返ると，災害という大きなイベントとともに，日々の些細な出来事が次々と生じていることに気づく．それには震災に関連するものとそうでないものが混ざっていて，混然一体となって押し寄せてくる．どこまでが災害による影響で，どこまでが自分のことなのかわからない．人々はそれに適応しながら回復していく．

　震災時だけでなく，私たちの日常もさまざまな変化とその適応の連続である．これら変化のうち生活に大きな影響を与えるものをストレス（脅威）と感知（知覚）し，その代表的なものが災害をはじめ，病い，加齢，障害，苦痛，孤独，貧困などとされている．それらを逆境ともいう．そのような逆境のなかで「～にもかかわらず生きる」ために，私たちは自身のなかに秘められた力，コミュニティの力，組織の力をみつけ，その力や希望をもって前に歩み続けなければならない．

　では，どうすれば私たちは仮設住宅で出会った人たちのようにしなやかに

強くなれるのだろうか．経験を積めば自然に強くなれるのだろうか．

　逆境といわれる状況では，多くの場合，ストレスは 1 つではなく複数が同時に存在し，それぞれのストレスが負の連鎖を起こす．このとき，「よりにもよって，こんなときに，厄介なことが重なるなんて…」というような表現をすることから，私たちは負の連鎖が生じることを感覚的に知っている．そして，このような状況になったとき，何とかもちこたえようと努力する．誰かに助けを求めたり，友だちに話を聴いてもらったり，インターネットで情報を検索したり，専門家のアドバイスを求めたり，気分転換したり…．

　この必死の努力にもかかわらず，心身，生活のバランスが崩れ始め，もちこたえきれなくなったとき，負の連鎖が起こり，「あああああああ！」と下へ落ちていく感覚になるのである．この落下速度や落下の深さは，その時々の逆境と自身との関係によって異なる．

　たとえば，ある看護師は，患者のシャワー介助のとき，患者が浴槽の床の水に足をとられ，あやうく転倒しそうになったヒヤリハットを経験した翌日に，楽しみにしていたイベントが天候不良のため急遽中止となり，さらに気圧の変化により片頭痛がひどくなり，不機嫌な気持ちを押し隠してとった電話で，恋人から別れ話を切り出されてしまうといったように．この場合，ヒヤリハットとイベント中止までは気持ちを切り替え何とかもちこたえていた

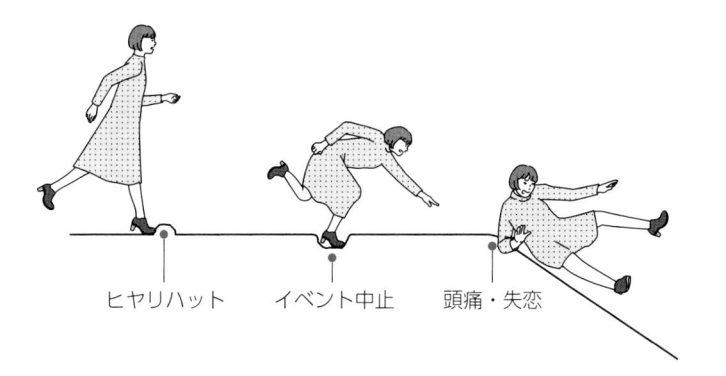

ヒヤリハット　　イベント中止　　頭痛・失恋

が，片頭痛と別れ話がとどめとなって，一気に降下してしまう．そして，「なんで私ばかりこんな目に…」「私はナースに向いていないかも…」などと落ち込み，しばらくはどん底状態が続く．

しかし，やがて気圧性の片頭痛はおさまり，ヒヤリハットを見た先輩看護師が優しく言葉をかけてくれ，受け持ちの患者から「検査のときに親切に説明してくれてありがとう」とお礼を言われ，いつの間にか少しずつ元気を取り戻していく．

ここで最も大事なことは，一旦どん底に落ちたとしても，必ず立ち直りへと向かう局面が訪れるということである．このような回復力こそがレジリエンス（resilience）なのである．そして，大切なことは落ち込む局面と同様に，私たちがどのような要因によって，どのようにどん底から回復するのかという点にも着目することなのである．

3 レジリエンスとは

一般にレジリエンスといえば，**図1**の A のようなイメージで説明されることが多い．図1の A〜C はいずれもレジリエンスのイメージとして使われている．A は柔らかいボールに衝撃が加わり，ボールが元に戻ろうとする現象である．B はガラスのような固い素材のコップではなくシリコン製のコップである．この素材のコップは圧力を加えられると一旦ぺしゃんこになるが，力をゆるめると元の形に戻せる．A と B はいずれも圧力を一旦吸収し，その後原型に戻る現象を表している．C のボールと底が丸い器の関係は，ボールを器の端から転がし，その勢いによってボールが器の中にとどまるか，器の外に出てしまうことを表している．ボールの勢いはストレスや危機の程度や大きさに例えられ，器はその人の対処力にあたる．対処力が大きければ大きいほど，転がるボールは器の中にとどまり安定する．このような3つの図はどれが正しいというよりも，レジリエンスという抽象的な概念を視覚的に理解するために有用と思われる．

レジリエンスという言葉は，経営分野では優れたリーダーシップや持続可

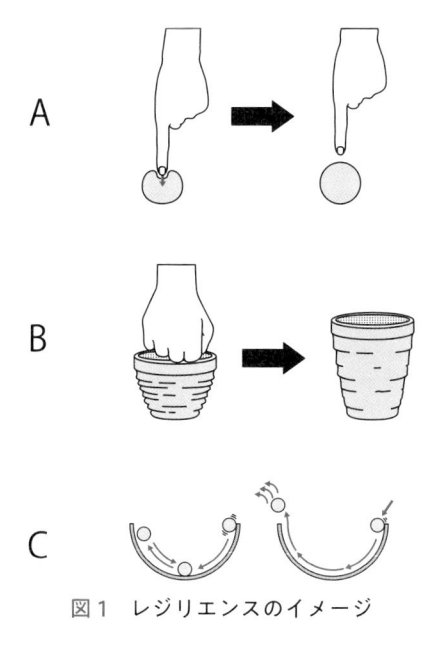

図1　レジリエンスのイメージ

能な組織に関するビジネス書でみられ，医療分野では困難な病いや障害を乗り越えた子どもとその家族，あるいは病者の体験記で，さらに災害分野では防災や復興のなかで散見される．このようにレジリエンスという言葉は広く社会に普及している．

　そもそもレジリエンスは1600年代から，「跳ね返る，跳ね返す」という意味で使用され，1800年代になると「圧縮（compression）された後，元の形，場所に戻る力，柔軟性」の意味で使用されるようになった[1]．そして現在，レジリエンスは物理学，生態学，精神医学，心理学，経済学，工学など多様な分野で用いられており，その定義は研究者や研究の内容・目的によってさまざまである（表1）[2]．

　看護においては2005年頃からレジリエンスの看護研究がみられ始め，看護系雑誌でも2016年以降毎年のようにレジリエンスの特集が組まれている．看護に導入されたレジリエンスの概念は，患者，家族，看護学生，看護師，看護組織の単位で，災害看護，小児看護，精神看護，家族看護，看護管理，

表1 レジリエンスの定義

分野	定義
物理学	外力による歪みを跳ね返す力
生態学	(回復できなくなるような)境界線を越えない範囲でシステムが継続的に変化して適応する能力
精神医学	精神疾患に対する防御因子と抵抗力
心理学	逆境に適応する防御あるいは回復因子と，防御・回復のダイナミックな過程
レジリエンスエンジニアリング	組織(あるいはシステム)が外乱に対してなるべく早期に影響から回復することによって，ダイナミックな安定性に最小の影響しかもたらさないようにする能力

〔木村富美子(2016)：レジリエンスの築き方に関する考察．通信教育部論集 18：57 をもとに一部改変〕

がん看護，慢性看護，老年看護，公衆衛生看護の幅広い分野で探究されるようになっている．

　石井(2011)は多くの学問領域におけるレジリエンスを概観した結果，「病気に対する抵抗力ホメオスタシスといわれる身体の平衡を保つ力と同様に，心の混乱に対しても精神的ホメオスタシスとしての回復力(レジリエンス)が作用する」[3]と解説している．

　精神看護学においては，宇佐美(2015)が，レジリエンスをストレスフルな状態(逆境)に傷つきながらも，それを乗り越えていくための機能とし，「困難で，脅威的な状況にもかかわらず，得られる望ましい結果やその結果が得られる過程(プロセス)，あるいは，その過程を支える許容力や結果」[4]と定義している．この定義をみると，看護におけるレジリエンスは心理学と同様に防御・回復因子であり，回復のプロセス(過程)であり，その結果でもあるというようにさまざまな要素を包含していることがわかる．すなわちレジリエンスは，ストレスを乗り越える力，乗り越える過程，乗り越えた結果すべてを意味しているのである．

　以上の文献を踏まえて，本書ではレジリエンスを，「その人がもつ力であり，逆境やストレスに対して環境と相互作用しながら，柔軟に対応するプロセスであり，その結果の状態をあらわすもの」と定義する．

4 | 看護とレジリエンスの関連

　これまでレジリエンスとは何かを説明し，そのなかで看護についても触れてきたが，ここで改めて，レジリエンスと看護の関連を考える．

　人を対象にしたレジリエンスの研究の知見から，人は逆境下でしなやかに回復する力（回復力，復元力）をもっていることが明らかにされている．そして看護とは，逆境を生きる人が回復のプロセスをたどることを支援する専門家である．

　回復力，回復のプロセスという観点から筆者は，「病気は回復過程である」と述べたフローレンス・ナイチンゲールを思い出す．ナイチンゲール生誕200年を迎えた現代においても，彼女が主張する，人の自然治癒力をみいだし，その力が最大限に発揮できるよう環境を整えることが看護の役割であることに変わりない．つまり，ナイチンゲールの考え方はレジリエンスの考え方と合致するからである．

　看護の卓越した力を明らかにしたパトリシア・ベナーによると，看護とは，①患者を前向きなものに変化させる，②患者が元いた世界へ患者をもう一度戻らせる，③医師と患者の間に立って代弁者として動く，④治療する関係と雰囲気をつくり上げる，⑤患者の状況に巻き込まれ，それを認める，⑥巻き込まれることで創造的な問題解決をする，の6つとされている[5]．

　前項でレジリエンスを，「その人がもつ力であり，逆境やストレスに対して環境と相互作用しながら，柔軟に対応するプロセスであり，その結果の状態をあらわすもの」と定義した．この定義から看護の役割を考えると，その人が逆境から回復する過程を支えるために，ベナーによる①〜⑥の力を使うこととなる．そして，患者の状況に巻き込まれ，それを認め，創造的な問題解決をするためには，看護師がその人に関心を寄せる，つまり気遣う（ケアする）ことが基盤になる．

　そして「人をケアすることは，一見，他者のために行っていることではあるものの，実は，援助を受ける人と援助者は相互作用をしており，ともに成

長し合っている」[6]ことから，看護を通して自らの成長を実感している人は多いと思う．大変な仕事だけれど看護はやりがいがあり，やめられないと感じている人も多いだろう．

　その一方で，患者や家族とかかわるなかで，看護師の期待通りになかなか反応してくれない，コミュニケーションをうまくとれない，関係性をうまく築けない，不平不満をぶつけられるなどで，心が折れてしまい，看護師をやめたいと感じる人もいる．ミルトン・メイヤロフによると，ケアする人（看護師）はケアされる人（患者）と独立した存在でありながらも，ケアされる人（患者）の苦痛や喜びを自分自身のことのように感じとり，ケアされる人（患者）が時間をかけながら発展や成長することを願い，それを援助することがケアだという[7]．そして，このケアされる人（患者）の発展や成長をもたらすことは，ベナーが示す⑥巻き込まれることで創造的な問題解決をすることをさし，この行為（行動）こそが，まさに優れた看護なのである．

　ここでケアという言葉について整理したい．ケアは，「メンタルケア」「口腔ケア」「フットケア」「スキンケア」など，日常生活においても医療現場においても広く使われ定着しているが，その語源は古英語の caru あるいは cearu（心配，悲しみ）で，この悲しみや苦悩から次第に「世話」や「心配事」を意味するようになったとされている[8]．現在の医療のなかでは，一般的なケアには「対象の病いからくる苦痛や不安を解消，あるいは軽減するためにかかわること」[8]が含まれている．看護実践では，「ケア＝看護」あるいは「看護ケア」という使われ方をされているが，いずれの表現であってもおおむね同じような意味で使われていると考える．大事なことは，ケアの語源が人が悲しんだり，心配したりすることから始まっていることである．人が困難や逆境に出会うことは避けられないが，人は誰しも弱い存在ではなく回復する力をもっていて，ストレスや逆境を乗り越えることができる存在である，ととらえる視点は看護にとって決して新しいものではない．しかし，改めてレジリエンスを理解し，その視点をもつことによって，より一層，患者中心の看護に立ち戻ることができるのではないだろうか．

　そして，患者のレジリエンスを支える看護は，患者の力をみいだすことに

始まり，患者が自分の力で乗り越える過程を伴走することを通して，一緒に悩み，考え，行動することである．その過程を通して，看護師は人のもつ力を実感し，そしてその人らしさ(独自性，個性)も実感するだろう．その経験は，ケアされる人(患者)と自分との共通点や違いを発見する過程でもあり，その過程のなかで自分自身のレジリエンス(やりがい，喜び，幸せ，成長といったレジリエンスの結果)にも気づくのである．

5 看護におけるレジリエンスのキーワード

これまでさまざまな分野におけるレジリエンスの定義を概観してきた．その結果レジリエンスは実に多義的で，包括的な概念であるため，どの分野においてもコンセンサスを得た定義はないことがわかった．しかし，言葉の違いはあるものの共通した考え方(要因)もみえてきた．ここでは，さらにレジリエンスを理解するためのキーワードについて説明する．

1 安定性と柔軟性

人は変わらないもの・変えたくないものを維持しながら(安定性)，逆境やストレスに適応するため，その時々の状況に合わせて変化・変容する力(柔軟性)をもっている．この安定性と柔軟性の2つの力(働き)から人は逆境やストレスがあっても生活することができる．

この過程はアイデンティティの形成過程と近い．平野(2018)は，「レジリエンス(精神的回復力)の要因の中には，個人がもともと持っている特性要因もあれば，発達の中で身につけていく要因もある」[9]と考え，レジリエンスの資質的側面と獲得的側面の特徴を検討し，その結果，**表2**のようなレジリエンス要因を明らかにした[10]．

アイデンティティは，生まれてから今日まで，さまざまな経験を通して意識的に，あるいは無意識的に習慣，信念，好み，価値観，道徳規範，性格などの獲得とともに形成されていく．レジリエンス要因に挙げられている多く

表2　レジリエンス要因の例

ソーシャルスキル	共感性	チャレンジ	興味関心の多様性
	社会的外交性		努力志向性
	自己開示	好ましい気質	抵抗力
	ユーモア		忍耐力
コンピテンス	問題解決能力	肯定的な未来志向	楽観性
	洞察力		肯定的な未来志向性
	知的スキル・学業成績	その他	身体的健康
	自己効力感・有能感		自立
自己統制	自立・自己制御		道徳心・信仰心
	感情調整		自己分析・自己理解

〔平野真理(2010)：レジリエンスの資質的要因・獲得的要因の分類の試み——二次元レジリエンス要因尺度(BRS)の作成．パーソナリティ研究 19(2)：96〕

は，アイデンティティの形成にかかわるものとも重なる．レジリエンスの視点からアイデンティティの形成過程をとらえると，変わらないもの・変えたくないものをもち続けながら(安定性)，逆境やストレス下では変化・変容(柔軟性)も求められ，そのつど，必要な能力を身につけていくと考えられる．したがって，物事の認識や行動を変えるための知識学習や体験学習はレジリエンスの獲得要因を高めるために必要であるが，同時にその人がもつ特性(資質)にも着目することが重要である．この視点からたとえば，糖尿病の患者に栄養の知識を伝えたり，入院して食事療法を行うことは一定程度の効果はあるものの，個々の患者の強みにも着目し，それに応じた支援(ケア)も必要になる，ということが理解できる．

2 | 文化的要素

　人は，生まれ育った地域や家庭の文化の影響を受けながら成長し，生活している．健康やセルフケアの方法や考え方もその人固有の文化の影響を受けている．また，人と同様，地域(コミュニティ)も集団として固有の文化をもっている．固有の文化があるために，私たちが公的に看護学校で教育され

た内容と，ケアを受ける人が考える健康やケアとは異なることもあれば，地域によって健康問題や求められるケアが異なることもある．

　たとえば，離島で生活する人にとって，病院は1つしかない場合が多く，生まれてから亡くなるまで，同じ病院で（あるいは同じ医師に）診てもらうことが日常である．また，医師をはじめとする医療者は同じ島民であり，夏祭りや正月などの行事には一緒に歌ったり踊ったり，宴席をともにする仲間でもある．医療資源は限られており，島の病院で対応できる傷病は限定的であるため，風邪や軽微な症状にはセルフケア，セルフメディケーションで対応することは島民にとってあたり前である．もし高度な三次救急医療を受ける必要があるときには，島を離れることになるため，傷病が悪化しないよう島民同士が協力し合って，セルフケアやセルフメディケーションで可能な限り対応しようとする傾向があり，それがレジリエンスを高める要因ともなっていると考えられる．また，島民にとって医療に期待することは医療資源が豊かな地域で生活する人とは異なり，限られた医療資源のなかで生活と生命を守ろうとする姿勢や知恵が問題解決能力につながったり，島民同士の協力という社会的外交性につながるなど，レジリエンス要因になっているとも考えられる．

　このようにレジリエンスをとらえるためには，人や地域（コミュニティ）の文化に着目し，固有の文化に根差したケアを考えることが重要である[11]．

3 　時間

　災害に見舞われたときや病気になったとき，人間関係でつまずいたときなど，人が逆境から回復したりストレスに適応するまでには一定の時間がかかる．たとえば，自然災害において，ハード面（建物）であれ，ソフト面（社会システムや人のこころ）であれ，その復興（レジリエンス）は，被害状況によって月単位どころか年単位の時間がかかるとされている．レジリエンスの視点では「待つこと」はとても意味がある．

　逆境が大きければ大きいほど回復には時間がかかる．一方で，生命の危機

に対峙することが多い看護師にとっては秒単位，分単位，時間単位で時間をとらえることが日常化しているのではないかと思われる．レジリエンスの視点では，時に月単位，年単位で患者の回復を待つことも大切であると気づく．

4 ｜ 環境

　レジリエンスにおける環境とは，物理的（インフラだけでなく気候，地理的なものも含む），人的，社会を構成する経済・医療などの各システムを含む広い概念である．逆境やストレスから回復する過程で人はその時々の環境と相互作用しながら回復する．逆境やストレス下におかれた人が環境と相互作用しながら自身がもつ防御・回復因子を発揮できるかどうかにより，回復のスピードや回復の結果が違ってくる．この意味でレジリエンスはプロセスといえる．

　同じ逆境に直面しても，人によってたどるプロセスは一人ひとり異なるのは，その人を取り巻く環境が異なり，さらにその環境との相互作用が人それぞれで違うからである．

　たとえば，自然災害に見舞われたとき，その地域のインフラの状態・災害支援のシステムと財源，住民同士のつながり，医療施設や生活用品を提供す

る施設の有無，主要な交通手段など，人的，物理的，社会・経済的な環境が被災者のレジリエンスに影響するのである．

5 適応・成長

物理学におけるレジリエンスは「元の状態に戻ること（復元）」を意味するが，人間のレジリエンスは「社会的に適応すること，心理的に適応すること」である．社会的に適応するとは，その人が生きる社会集団のなかにある一定のルールや規範に沿うことであり，心理的に適応するとは，PTSD（心的外傷後ストレス障害）や精神疾患を生じないことである．しかし，人生における危機的な出来事やトラウマとなるような事柄に遭遇しても，人はそこから立ち上がり，乗り越えて，肯定的な変容をもたらすこともある（PTG：心的外傷後成長）．それがレジリエンスの結果としての人の成長ととらえられる．

また，人の成長や発達といった現象は，最初から目標が明確にあるわけではない．人がレジリエンスを発揮するなかで，最初の目標とは違った目標ができ，気がつけば成長・発達していることはよくある．

たとえば，看護師3年目であるAさんは，専門的な知識と技術を身につけた「できる看護師」として管理者からも後輩看護師からも認められていた．あるとき，プリセプティの新人看護師から「この病棟では私が目指す看護がないので辞めたい」と言われた．Aさんは「まだ新人で看護がよくわかって

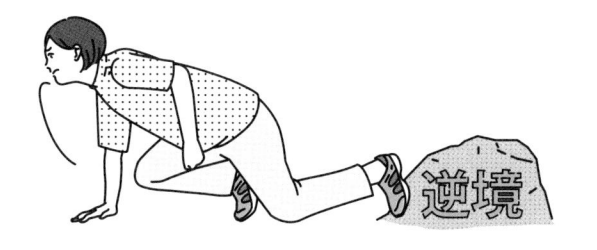

いないのに，この病棟には私が目指す看護がないと感じる（考える）なんて…」と腹が立った．しかし，このような理由で退職する新人看護師に次々と出会うようになり，やがてAさんは「どうして新人看護師はみな同じことを言うのだろう」と疑問に思い始めた．それからAさんは新人看護師の「私が目指す看護」を聴くようにした．すると，新人看護師たちは「患者の話をゆっくり聴きたい」「多職種と一緒にもっとチーム医療がしたい」「患者を笑顔にしたい」と話した．Aさんは新人看護師の考えを知り，どこかで彼らの考えに同感している自分もいることに気がついた．やがて看護歴が5年目になったAさんは，まず新人看護師の考えを聴くようになり，以前のきびきびした雰囲気から穏やかな雰囲気の看護師に変化していた．

　周りの管理職や同僚から「Aさん，変わったね」と言われるが，Aさん自身は変わったことに気づいていない．このように3年目のAさんは「看護師は専門的知識と技術を身につけることが大切」と考え，熱心に後輩の指導にもあたっていたが，5年目には「新人看護師の考えにそった指導をすることが大切」というように指導の目標を変えることで自らも成長していたのだった．Aさんが目標を変えたきっかけは，ある新人看護師の辞めたい理由に腹を立てたものの新人看護師が同じような理由で辞めていくことに気づいたことであった．ほかの看護師もAさんと同じような経験をしているはずであるが，Aさんは疑問を抱き，新人看護師との対話を始めたことで成長につながった．Aさんが成長した理由は，新人看護師との対話を通してAさんのなかにある相手との共通性に気づき，相手を理解できるようになり，やがて自身の考え方を変えるようになったという柔軟性（変容する力）である．

6 ┃ レジリエンスの視点

　これまでレジリエンスの定義，看護とレジリエンスの関係，看護におけるレジリエンスのキーワードについて説明した．ここでは次章以降を読んでいただく前に，レジリエンスのポイントについてまとめる．**表3**は，横軸をレジリエンスの単位，縦軸をレジリエンスのキーワードとし，レジリエンス

表3 個人・家族・組織のレジリエンスの視点

(単位)	個人	家族	コミュニティ
逆境	(例)職場適応の失敗，病気やけが，被災など	(例)家族員の病気や死別，家族員の誕生，貧困など	(例)自然災害，財政危機，人口減少など
1) 安定性と柔軟性	・私は○○という人です ・個人が大事にしている価値や信念を維持し，経験や学習を通して変えられることは変更する	・うちの家族は○○です ・家族員の変化にあわせて構造とシステムを変更する	・私たちの町は○○です（プライドや所属意識） ・逆境を乗り越える新しい取り組み（防犯システムや独居の見守りシステムなど）をつくる
2) 文化的要素	個人の生活習慣や文化の考え方(個性)	家族固有の慣例行事や祭典(初詣，家族そろって書初め，年1回のスキー旅行)	災害を乗り越えた過程から生まれた教訓(津波てんでんこ)や文化(ルミナリエ)
3) 時間	逆境の種類や程度により日単位，月単位，年単位の時間が必要	同左	同左
4) 環境	家族，地域，学校や職場	地域，国	・地理学的要素 ・地球温暖化による気候変動
5) 適応・成長	・自己肯定感，自尊感情，幸福感が高まる	・家族員の絆の深まり ・家族員の健康と幸福感が高まる	・持続可能な地域になる

の単位の逆境の具体例と，キーワードの詳細を示している．この表により，レジリエンスの単位によって逆境や環境の規模が異なる一方で，アイデンティティ(私は/うちの家族は/私たちの町は○○です)を有していることや回復に時間を要することなど，共通点に気づく．また，個人のレジリエンスが個人のなかで完結するものではなく，家族や地域(コミュニティ)のレジリエンスと関連していることもわかる．たとえば，個人の病気は家族にとっての逆境になりうるし，家族の貧困が地域の財政危機につながる．また，個人の生活習慣や文化は家族固有の行事や儀式によって培われ，家族の文化が複数

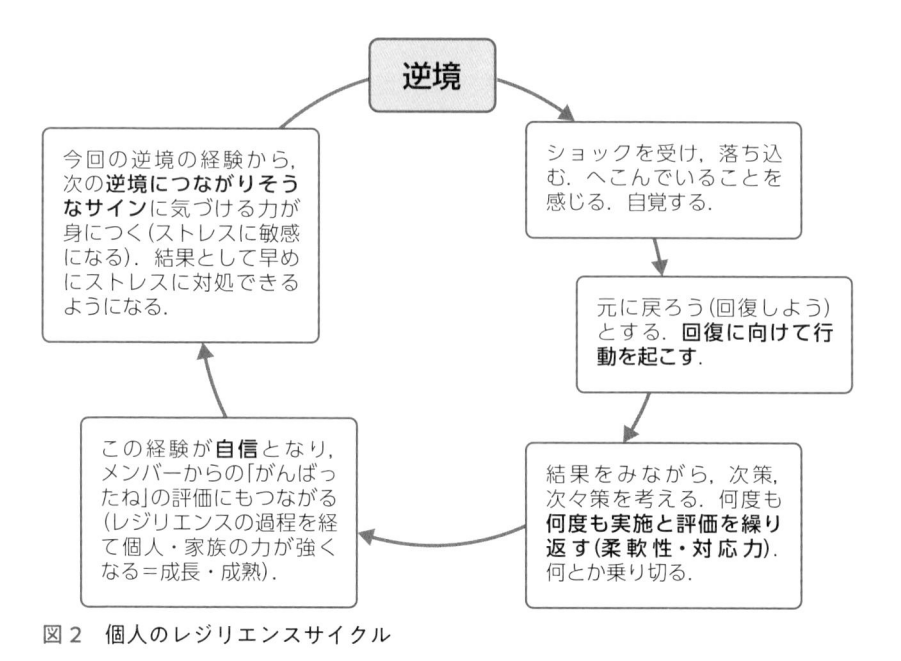

図2 個人のレジリエンスサイクル

集まって地域の文化へとつながり，逆境から得る教訓に影響する．

　もう1つ，レジリエンスをとらえるうえでの大事なポイントは，レジリエンスの過程を意識することである．レジリエンスには**図2**のようなサイクルがあると筆者は考える．逆境に遭遇し，ショックを受け落ち込むが，回復に向けた行動を起こし，その行動の結果を踏まえて，行動の内容や仕方を変えていく．そして，何とか乗り切り，その経験によって力や自信がつき，次の逆境に備えられるようになる．このサイクルは，人的，物理的，社会・経済的環境のほか，逆境に遭遇するタイミングや回復するチャンス（きっかけ），さらに回復する過程での予期せぬ出来事などによって影響されるが，逆境→回復への行動→回復力や自信→新たな逆境という循環は基本的に変わらない．このレジリエンスサイクルを意識すると，今，自分がどの段階にいるのかを確認できるだけでなく，逆境を乗り越えた経験を振り返り，それを他者に伝える際の参考にもなる．

　このレジリエンスサイクルから筆者は2つのことわざを思い出す．1つは「七転び八起き（ななころびやおき）」である．これは七度転んで八度起き上がる意味から，多くの失敗にもめげず，そのたびに奮起して立ち直ること．転じて，人生には浮き沈みが多いことのたとえとされている．まさに，逆境から立ち上がる人の強さを表すことわざである．

　もう1つは「若いときの苦労は買ってでもせよ」である．これは「若いときに面倒なことやつらいことをいとわずに経験すれば，自分を鍛え，成長することができ，将来のためになる」という意味である．苦労（逆境）に出会うタイミングの重要性を示唆しているとともに，苦労（逆境）の只中にいる若者を応援する意味合いもあるように思われる．人は年齢を重ね逆境を乗り越えることで，逆境のとらえ方も変わり，老年期ほど逆境に強くなる（レジリエンスが高まる）とされている．このようにレジリエンスの考え方は，私たちの人生のさまざまな場面で希望を与えてくれるのである．

文献
1）尾久裕紀（2016）：組織におけるリスクマネジメントとレジリエンス，危機と管理 0（47）：164.
2）木村富美子（2016）：レジリエンスの築き方に関する考察，通信教育部論集 18：50-66
3）石井京子（2011）：レジリエンス研究の展望，日本保健医療行動科学会年報，26（6）：182.
4）宇佐美しおり（2015）：事例で読み解く　対応に苦慮する人へのかかわり方，p42，日総研出版.
5）勝又正直（2005）：はじめての看護理論，第2版，pp237-238，医学書院.
6）城ヶ端初子編著（2007）：やさしい看護理論2　ケアとケアリング，p16，メディカ出版.
7）山﨑勢津子（2019）：まずはケアの話から始めよう，pp7-58，ゆみる出版.
8）前掲書6），p14.
9）平野真理，梅原沙衣加（2018）：レジリエンスの資質的・獲得的側面の理解にむけた系統的レビュー，東京家政大学研究紀要，58（1）：61-69.
10）平野真理（2010）：レジリエンスの資質的要因・獲得的要因の分類の試み——二次元レジリエンス要因尺度（BRS）の作成，パーソナリティ研究 19（2）：94-106.
11）前掲書6），pp61-63.

第2章

個人と家族のレジリエンス

1 ┃ 個人のレジリエンス

　近年，医療改革が進み，一般病院の平均在院日数は 17 日（2018 年）と短くなっている．看護師は短期間で入れ替わる患者の治療支援や入退院の手続きなどに追われ，患者とゆっくり話す機会はほとんどない．たいていは治療や療養先に対する意思を確認したり，療養や介護を担うキーパーソンの有無などを聞いたりと，看護師が把握しておきたい情報を得るためのコミュニケーションで終始する．

　また，平均在院日数を短くするために，看護師は問題解決志向，リスク回避志向の看護にならざるを得ず，患者には治療を受けるために医療者の指示に従うことが期待される．さらに，看護問題の多くは入院中に解決するものばかりとは限らず，また患者の努力のみで解決できるわけでもない．時に患者は何が看護問題なのかすら知らない（知らされない）こともある．こうして退院直前になっても受け持ち患者の問題は残り続け，看護師は自分の力不足のために問題が解決できなかったと落ち込む．

1 ┃ 患者のレジリエンスに着目すると看護が変わる

　そこで着目したいのが患者のレジリエンスである．看護師が患者のレジリ

エンスに働きかけることで，看護はどのように変わるのだろうか．2つの例からそれをみていこう．

　最初に紹介するのは，学生が実習で受け持っていた明日さん(仮名)．パーキンソン病で，脳梗塞のために入院し，リハビリ中である．若いころから絵を描くのが好きで，毎日異なる看護師をモデルにして似顔絵を描いていた．明日さんは絵だけでなく折り紙や貼り絵にも挑戦し，夢中になりすぎて時々リハビリの時間や薬を飲む時間を忘れ，そのたびに看護師に注意されていた．ある日，毎日面会に来る妻が，「この人ったら何かに夢中になると，いつもこうなんです．私は色鉛筆に折り紙，糊と，もう本当に差し入れが忙しいわ」と，笑いながら学生に話した．

　この会話をきっかけに，当初「転倒のリスク」と「セルフケア不足」が看護問題として並んでいた明日さんの看護計画は，見守り支援を中心としたものに変わった．好きなことにはどんなときでも挑戦し，さまざまな創作活動に関心を寄せていく明日さんの姿に，すっかり魅了された学生は，これまでのアセスメントでは漏れていたこと(それは明日さんの闘病生活の根底にある生きようとする力)に気づいたからだ．やがて，「明日さんは退院されたら，きっと奥様と2人で笑いの絶えない生活を送られますよね」と話す学生も幸せそうな様子に変わっていった．

　レジリエンスに着目したもう1つの例は，努力を惜しまない藤井さん(仮

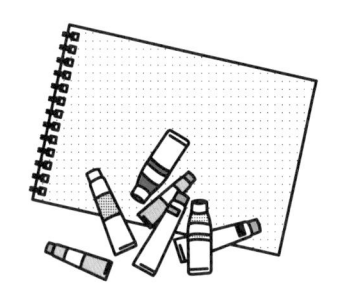

名)で，明日さんと同じく学生が実習で受け持った患者である．藤井さんは70代，初発の脳梗塞で，右半身が不全麻痺となった．大学卒業後大手鉄鋼会社に就職し，海外勤務を経て定年まで立派に勤め上げた藤井さんだが，自由の利かなくなった右の手足を嘆き，夜になると一人で涙を流していたという．

　このような絶望のなかにいた藤井さんにとっての生きる希望は，担当の作業療法士の右肩のマッサージと，「リハビリを通して，藤井さんの右上肢はここまでは必ず動くようになります」という言葉だった．そして，この言葉を胸に藤井さんはリハビリ以外の時間もベッドのなかで麻痺側の右手にクルミを握り，何度も手から落ちそうになるたびクルミを左手で戻し，練習を続けた．藤井さんは日々の努力を通して身体が回復しつつあると感じていたが，医師からはまだ「一人での歩行禁止」の指示が出ていた．そこで，藤井さんは病院スタッフに内緒で妻に病院外で手すりを使った歩行練習に付き添ってほしいと頼みこみ，日々それを実践した．

　ある日，学生は藤井さんから妻との秘密の歩行練習のことを打ち明けられた．ひたむきに努力する藤井さんの姿をベッドサイドで見てきた学生は，この話を看護師に伝えるべきかどうか悩んでいた．そして教員のアドバイスに従い，ベテランの看護師に藤井さんの秘密の歩行練習と藤井さんが懸命に生きようとする(回復しようとする)力(努力)を支えたいという自分の思いを話した．看護師が担当医に相談した結果，藤井さんの「一人での歩行禁止」の指示は緩和されることになった．その後，堂々と院内で歩行練習できるようになった藤井さんは，少し誇らしげであった．藤井さんの企業人として培った努力を惜しまない姿勢や忍耐力こそがレジリエンス要因であり，それがリハビリでも発揮されたのである．

　これら2つの例を従来通りにみれば，明日さんは「リハビリや内服をよく忘れる問題のある患者」であり，藤井さんは「医師の指示を守らない困った患者」となる．しかし明日さん，藤井さんのレジリエンス(明日さんは1章表2，p10のチャレンジ：**興味関心の多様性**，藤井さんはチャレンジ：**努力志向性**

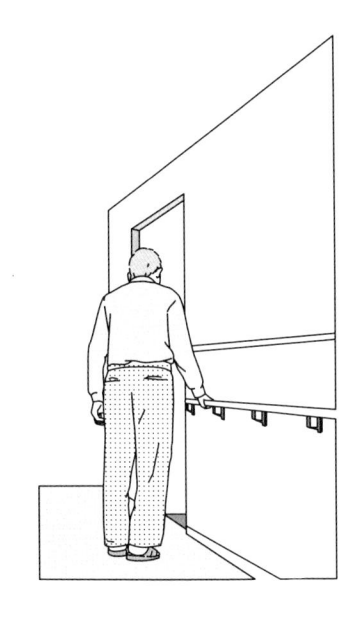

と好ましい気質：忍耐力)に着目すれば，明日さんも藤井さんも発症する前からもっていたレジリエンス要因(強み)を存分に発揮しながら病いを乗り越えようとしているのだと解釈できる．

2 ┃ レジリエンスを把握しにくくしている要因がある

　昨今，清潔の援助や食事の援助など療養上の世話とされるケアは，看護助手やケアスタッフが担当するようになった．以前であれば，看護師が足浴や清拭を通して，患者のリラックスした表情や安堵の表情を見ることができた．時には，ケアの最中に思いがけず患者が昔の生活や人生を語り出し，看護師は患者の物語に触れることができた．このような経験を通して，看護師はこれまでの脆弱で問題を抱えた患者の○○さんではなく，自分が知らなかったもう一人の○○さんがいることに気づくことが多かった．

　療養上の世話を看護助手やケアスタッフが行うことによって，看護師は患者(個人)のレジリエンスをとらえにくくなったのではないだろうか．「パー

キンソン病の患者」「リハビリをしている患者」ではなく，普段着の明日さん，藤井さんをとらえようとする発想の転換と，検温や点滴交換などの診療の補助業務を行うわずかな時間であっても患者が培ってきた力や潜在する力を知ろうとする姿勢での会話を心がけることが看護師には必要である．そうすることで，患者のレジリエンスがみえてきて，リハビリや服薬の時間を忘れた患者をたびたび注意することに苛立ったり，患者の思いと異なる指示を守らせようと躍起になったりすることはなくなるだろう．

　また，このような見方は，同時に看護師自身が自分をみるうえでも大事である．○年目の看護師としての「私」だけでなく，個性をもったもう一人の「私」をとらえることにより，患者と自分は互いに強みと課題を抱えている同じ人間であると感じられるだろう．そうすれば，入院中に患者の課題をすべて解決できなくても，その看護師は少なくとも患者の回復力を阻害する存在にはならないはずである．

3 ｜ 逆境からの回復過程と必要な援助を考える

　ここまでは患者(個人)のレジリエンスをとらえることの重要性を説明してきた．次に明日さんや藤井さんのように，人は逆境からどのように回復するのか，回復過程にはどのような援助が必要になるのかについて理解を広げてみたい．

　個人におけるレジリエンスでは，心理学で提唱されているレジリエンスのメカニズムモデルが参考になる．このモデルは，逆境やストレスに直面したときに時間の経過とともに，人がどのように回復するのかを表している(図3)[1]．

　人は極度のストレスに遭遇したとき，まず心身に防御反応が起きる(図3の①防御メカニズム)．身体的にはショック反応，心理的には恐怖や強い不安，孤独感が生じる．この段階の反応は，生態防御であることから個別性は少なく，援助者もある程度の予想をしながらケアができる．つまりこの時期はストレスによる**身体とこころのダメージを最小限にとどめる**ことが支援の

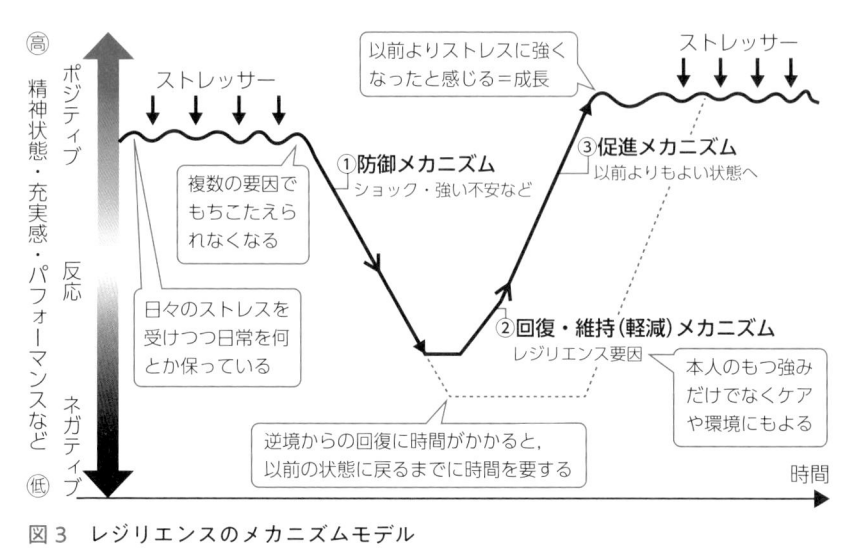

図3 レジリエンスのメカニズムモデル

〔Davydov, D. M., Stewart, R., Ritchie, K., & Chaudieu, I.(2010)：Resilience and mental health, Clini Psychol Rev 30(5)：479-495 をもとに作成〕

目標となる．ダメージが広範囲あるいは長期に及ぶと，回復が遅れるからである．

　このプロセスは疾病からの回復過程にあてはめるとわかりやすい．患者の身体とこころに防御反応が起きるクリティカル期は，医師と連携しながら患者の生命を守るとともに，自分で苦痛を伝えることが困難な患者に代わって苦痛を緩和する．これらのケアは，レジリエンス要因の１つである**身体的健康**(1章表2, p10)を守るための看護である．同時に，安心・安全を意図して患者に優しく話しかけたり，タッチングをしたり，気遣いをもって患者のそばにいるなどのケアリングを行う．

　クリティカル期を乗り越えた患者は回復期，維持(軽減)期(図3の②回復・維持メカニズム)をたどる．この局面ではより患者個々の個性に応じたケアリングが求められる．回復過程では，クリティカル期と比べると，患者が環境とどのように相互作用するかに着目することが重要である．看護師は患者のもつ防御・回復因子(レジリエンス要因)をみいだし，患者がそれを最大限に発揮できるよう環境調整を行いながら，患者にかかわる．つまり，患者の

物語を聴き，患者のその人らしさ（個性）を尊重しながら，回復を促進し，成長を見守り，時に成長を促すケアが求められる．人は他者に傷つけられもするが，他者に癒されたり，自信を与えられたりして回復していく．看護師が患者にとって心地よい，安心できる存在になることで，その人の回復を促進することができる．つまりは，看護師は患者にとって回復のスピードや結果に影響を及ぼす環境の一部といえる．

　この回復期，維持期では患者が必要としているケア（ニーズ）は，患者にも意識されていない場合がある．たとえば，脳卒中のため半身の不完全麻痺が生じている 60 代の蔵田さん（仮名）は，身体的には回復期に入っていても，「もう私は一人でトイレに行くこともできない．家族に迷惑をかけるだけの厄介者になってしまった．生きる価値もない」と落ち込んでいる．ここで看護師は，蔵田さんに廃用症候群を予防するためにリハビリが必要だと考え，「蔵田さん，このままでは四肢が動かなくなってしまうので，しっかり動かしましょう」と促すかもしれない．しかし，蔵田さんは麻痺した身体が動けるようになるとは思っていないし，生きる意欲も失っている．蔵田さんには妻と息子が一人いる．脳卒中を発症する前は地元で息子とともに 30 年余り寿司屋を営んでいた．寿司屋は息子一人で切り盛りするのは無理である．蔵田さんはベッドの上で悶々としていた．リハビリが進まないと焦っていた看護師は，ある日，蔵田さんのベッドサイドのウォールボックス（衣類を収納するスペース）に貼られた寿司のマグネットに目が留まった．そして，思い切ってこう切り出してみた．

看護師：蔵田さん，もう一度，お寿司を握ってみませんか．
蔵田さん：（驚いた表情で）この俺が？　無理でしょう．
看護師：どうして無理だと思われるのですか．
蔵田さん：だって，今も麻痺した右肩は痛くて重くて，腕は腫れていて….
看護師：無理かどうかはやってみないとわからないですよ．私は，蔵田さんのような患者さんにたくさん出会ってきました．皆さん，リハビリをされ，なかには車の運転までできるようになり，それぞれの生活

に戻っていかれた方もいました．

蔵田さん：そうなんですか…．じゃあ，看護師さんの話を信じて，リハビリ
　　　　　がんばってみようかな．

看護師：はい．私も蔵田さんのリハビリメニューをチームで考えます．その
　　　　ために，お寿司を握るうえでどんな動作が必要なのか，教えても
　　　　らってもいいですか？　お魚を三枚におろしたり，薄くスライスし
　　　　たり，すし飯を握ったり，微妙な力加減がお寿司の味を決めるって
　　　　聞いたことがあるんですが…．

蔵田さん：そうそう．寿司屋が一人前になるまで最低でも10年はかかるっ
　　　　　て言われているんだ．

看護師：10年ですか！

蔵田さん：そうだね．

看護師：だったら，蔵田さんのその右腕には30年分の職人の腕と技が刻ま
　　　　れているのですよね．このままではもったいないです．私も蔵田さ
　　　　んのお寿司が食べたいです．蔵田さんがお寿司を握れるようになる
　　　　までエールを送りますね．

蔵田さん：そうですか．どうもありがとう．お寿司のことを考えてくれる看
　　　　　護師さんがそばにいてくれるからがんばれそうだ．

蔵田さんは久しぶりに笑顔になった．

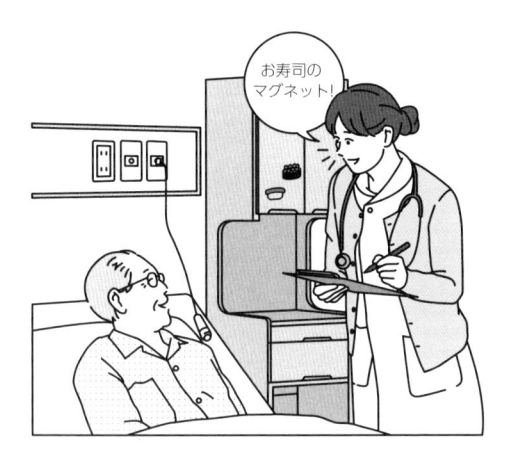

　この場面は蔵田さんの回復（レジリエンス）にとって重要であるが，その理由は何だろうか．当初，蔵田さんにとって看護師は脳卒中により失われた機能を回復するリハビリを促すだけの医療者の一人に過ぎなかった．しかし，寿司のマグネットを目にし，患者としてだけでなく，長い職人人生を歩んできた蔵田さんに思いをはせて，「もう一度，お寿司を握ってみませんか」と尋ねたとき，看護師は蔵田さんの人生に寄り添う存在となった．そして，蔵田さんにとっては看護師の質問を機に，つらい未来が希望ある未来へと変わり，看護師の言葉を信じてリハビリをがんばってみようと思うようになった．つまり，蔵田さんの回復（レジリエンス）を促進する環境のなかに看護師の存在が加わり，蔵田さんの回復力が高まったのである．

　何をきっかけに回復力が発揮されるのかは患者によって異なる．看護師や医師など医療者の言葉の場合もあれば，家族や友人などの何気ない行動である場合もある．それが患者にとって安心・安楽な環境になれば，患者は肯定的な気持ちをもてるようになり，本来の自分らしさを思い出し，希望ある未来を描けるようになるだろう．

　ここでもう一人，別の脳卒中患者の 60 代の松永さん（仮名）を紹介する．松永さんはリハビリも順調に進み，翌週退院を控えている．ある日，看護師が退院のことについて話しかけると，松永さんから「看護師さん，私は退院したら仕事を辞めて，海外の貧困にあえぐ子どもの支援を行う NPO に就職したいと思っています．これは私の若いころからの夢でした．今回，このような病気になってみて，人生は 1 回きり，だったら今やりたいことをやってみたい，と思うようになりました．こんな私でも NPO で務まるでしょうか．生活動作以外に別のリハビリをしたほうがよいでしょうか」と聞かれた．看護師は松永さんが退院後に新しい生活に挑戦しようとしていることを嬉しく思うと同時に，自分が知らない NPO での活動が可能かどうかを聞かれてどうしようかと戸惑った．

　このように，看護師は患者との対話を通して，患者の潜在するニーズをみいだす[2]．患者が必要としているケアは，松永さんのように看護師に予測が

つかないこともあるだろう．このような場合，看護師は知識も経験もないため患者への対応や教育ができずストレスを感じたり，自信をなくしたりするかもしれない．退院後に患者が送る生活や人生は看護師の予想を超えて広がっている．松永さんのような質問に困ったときには，インターネットで調べてみたり，周囲の仲間に助けを求めればよい．松永さんが期待する回答にならなかったとしても，松永さんのレジリエンスの過程に寄り添ったこと自体が松永さんにとって大切な看護(ケア)となるのである．

　では，再びレジリエンスのメカニズムモデルに説明を戻そう．回復が進み，元の状態まで戻った後(図3の③促進メカニズム)，人は以前よりもよい状態に変化，すなわち成長する可能性がある．誰しも，病気やけがをする前の自分と回復過程を経た自分とは，逆境の感じ方や人生に対する考え方，状況への対処の仕方が変わったと感じることがあるだろう．あるいは病気を通して，いろいろな人と出会い，回復するために使える情報や制度やサービスを知り，これらのなかから必要なものを選択し，活用する経験を通して，資源にアクセスする力がついたと思うこともあるだろう．これらは成長の1つである．そのように考えると，患者が逆境から回復する過程では，看護師は変化し続ける患者を見守り，エールを送り続ける姿勢が大切である．

　看護師が患者とのかかわりを通して感じたこと，発見したことを患者にフィードバックしていくことで，患者は自分が認識している回復力(レジリエンス要因)と看護師がみいだした回復力(レジリエンス要因)を力(強み)として信じることができる．つまり，患者は病気というストレスフルな経験を通して，病者としてだけではなく，一人の人間としての回復力を高めることができると考える．人は病気だけでなくさまざまな逆境やストレスに幾度となく出会うが，たとえば病気というストレスの経験が次のストレスからの回復に貴重な力となるだろう．

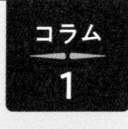

ストレス・コーピングと SOC とレジリエンス

　ストレス・コーピング，SOC（sense of coherence），レジリエンスは，いずれもストレスへの適応に関する概念である．一般によいストレスと悪いストレスという表現がある．よいストレスとは，人を成長させ，悪いストレスは健康障害や社会適応に支障をきたすというものである．同じ出来事でも，人によってよいストレスにもなれば，悪いストレスにもなる．この違いは，どこから生まれてくるのだろうか．

　心理学者のラザルスは，人がストレスをどのように評価するかによって，その後の対処が変わると提唱した．これがストレス・コーピングである．ストレス・コーピングでは，対象は人が認識できるストレスに限定されており，意図的な対処行動となる．平野（2018）によると，「レジリエンスは意図的な行動に加えて，非意図的な対処行動や，その結果としての適応ないし回復も包括する概念」（p235）としており，この点がストレス・コーピングとレジリエンスの違いである．

　SOC は首尾一貫感覚とされ，社会心理学者のアントノフスキーが提唱した．アントノフスキーは，人がつらいストレスに出会ったとき，これは自分を変えるチャンスだと受け止め，ストレスを乗り切った後にそのプロセスを振り返ることに意味があると考えた．そして，その振り返りのなかで，自分を助けてくれた家族や友人・恩師などの資源に気づき，乗り越えた自分に自信がつき，ストレス前よりも成長する（健康に向かう）としている．

　レジリエンスも SOC の考え方に近いが，SOC は，人が健康と健康破綻を結ぶ一直線上のどこかに立っており，リスクファクターが強まったときにそれを軽減したり，除去したり，健康要因を強化することにより健康に向かう能力である．これはストレス対処能力と表現されている．レジリエンスも，SOC と同様に成長や健康に向かう力（能力）も過程として含んでいるが，同時にレジリエンス要因と適応した結果までを包含する点がストレス・コーピングや SOC と異なる．

文献
・平野真理(2018)：心のレジリエンス，奈良由美子・稲村哲也編著．レジリエンスの諸相——人類史的視点からの挑戦，pp230-246，放送大学教育振興会
・中山和弘(2015)：ストレスで成長する健康生成論とポジティブ心理学，更年期と加齢のヘルスケア 14(1)：163-167.

2 ┃ 家族のレジリエンス

1 ┃ 家族とは

　看護師が患者家族とかかわる際，自身がどのように家族を考えているか（家族観）はとても重要である．なぜなら，ある人にとって家族とは，親，兄弟姉妹，子どもといった血縁関係にある人や同居人を指し，別の人にとっては，血縁関係にある人だけでなく，その人が家族と感じている人であるように，家族のとらえ方はさまざまで，家族ケアの対象や方法に影響を及ぼすからである．

　日本では1980年代ごろから家族の個人化，つまり個人が家族を選択する自由が拡大したとされ，近代社会のように家族は「選択不可能」「解消困難」な関係性をもつものではなくなってきた．それまでの家族の関係性は，家族社会学者の山田(2004)が「個人の自由を制限し，抑圧するという側面をもつが，一方で，個人に対して経済的，心理的安定性をもたらすものであった」(p324)[3]と指摘するように，面倒で窮屈なときもあるが，家族員が困難に見舞われたときに援助（ケア）を提供してくれる存在（資源）でもあった．

　たとえば，親の看病や介護が必要になったとき，あるいは子どもが障害を抱えた場合，家族内でケアや援助が行われ，それには食事の用意や寝起きの介助といった実際的な援助だけでなく，見守るという援助もあった．このとき，家族員にはケア提供者としてのアイデンティティが生まれ，援助を受ける側もケアの受け手としてのアイデンティティに変わる．このアイデンティ

ティの変化には，個人がケアを提供する・受けるという役割を引き受ける覚悟と時間，そして多くの努力が必要となる．この回復の過程のなかで家族には独自の習慣や文化が生まれ，それがやがてその家族の歴史となっていく．家族とは資源であると同時に，時間とともに築き上げられる歴史的・情緒的・文化的な要素をもつ存在なのである．

　現代のように家族の個人化が進む社会では，家族の資源としての存在が薄れてきている．それが家族レジリエンスを弱めることにつながりやすいと考えられる．しかし，どの家族にも必ずレジリエンス要因は存在し，家族員の病気や失職などの重要な危機（逆境）に直面したとき，家族のレジリエンスは動き出し，変化し始めるのである．看護師はそれを少しでも高めるために働きかけることが可能である．

2 ┃ 家族のレジリエンスとは

　個人（患者）だけでなく家族にもレジリエンスがある．家族が遭遇する逆境やストレスには，先に述べたように家族における病気や障害などもあれば，事故や災害などの環境的な困難や離婚や死別などの心理的な困難もある．このような逆境やストレスから家族が回復する際の力が，家族レジリエンスである．

　家族看護の分野では以前より，家族にも個人と同様に潜在している回復力があると考え，実践と研究を構築してきた．これは家族レジリエンスの考え方と共通する．今後は家族看護に限らず，より広い領域で家族レジリエンスに着目したケアが実践・研究されると予想される．

　たとえば保健医療福祉分野では，地域で生活する高齢者の家族レジリエンス，小児がんの子どもをもつ家族レジリエンス，重度心身障害の子どもをもつ家族レジリエンス，進行がん患者をもつ家族レジリエンスなどが研究されている．これらからも家族員の病気や障害は家族にとって逆境やストレスとなりやすいことがわかる．そのほかにも，多胎児誕生による家族員の急な増加，家族員の転職や失職・退職，家族員との別離や死別などがある．これら

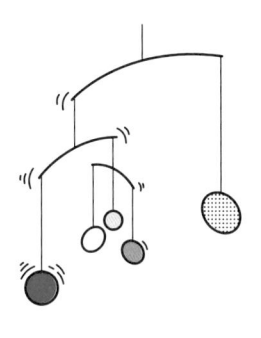

の逆境はいずれも家族の生活を大きく変化させ，これまでの生活の維持を困難にさせる可能性が大きい．

　たとえば，父親が脳梗塞を発症し，復職がかなわない状況に陥った家族を考えてみよう．生計を立てるため父親の代わりに母親が働き始め，子どもの協力を得ながら父親の見舞いに行く．やがて状態が安定した父親が自宅療養を始めるようになる．この間，患者本人のみならず，母親も子どもも環境的，経済的，そして精神的に生活が大きく変化する．

　このように一人の家族員に起こった衝撃は，大なり小なりほかの家族員に影響し合い，それが家族の危機となる．その様子はちょうどモビールに例えられる．モビールは１か所に触れる（衝撃を与える）とそれだけが揺れるのではなく，全体が揺れ始める．先の例では，父親に起こった衝撃（脳梗塞）が母親や子どもの生活も揺らしたということになる．モビールをイメージしながら出来事をとらえると，看護師は目の前の患者だけでなく，患者の家族を想像しやすくなり，家族も患者と同様にケアの対象になる．

　さらに個々の家族内で起こる危機だけでなく，少子高齢化やパンデミックといった社会の変化に伴い，家族がその影響を受けることもある．家族内あるいは家族外（社会）で起きた出来事によって，家族は危機にさらされ大きく変化していくのである．

　家族のレジリエンスの視点から家族の変化をとらえると，個人のレジリエンスと同様に家族が１つの危機に対処し，回復した経験は家族にとって自信

や知恵となる．先の例でいえば，母親は外で働くことで職場での関係性ができ，職場の人から脳梗塞のケアについて情報を得られたり，子どもが家事を手伝ってくれて家庭のことがうまく回ったりすることで自信や知恵をつけていく．子どもも勉強と家事の手伝いを両立して母親に協力し，父親の面倒をみながら自信や知恵を得ていく．そして，その自信や知恵は次の危機に直面したときに力となる．このようにして何度も何度も危機に直面した家族は，家族にとって大事なものを維持しながら，個々の役割を変化させたり，互いの努力を認め合うことにより，家族内や社会で起きた危機に対してしなやかに適応していくのである．この点は，個人のレジリエンスと同様である．個々の家族員のレジリエンスが高くなると，家族レジリエンスも高まることが考えられ，一方でその逆もあると考える．

3 ┃ 家族のレジリエンスの特徴

　看護記録の基本情報には，患者の環境や資源をアセスメントするために同居家族やキーパーソンを挙げていることが多いが，家族レジリエンスをとらえるためには，それだけでは不十分である．家族レジリエンスの考え方では，どの家族員もレジリエンス要因を 1 つや 2 つ有していて，家族には患者の病気や障害をともに乗り越える回復力があるという．この考え方によれば，家族をアセスメントする際には，同居家族やキーパーソンの存在だけでなく，彼らがどのような強み(レジリエンス要因)を有しているのかまでとらえる必要があるだろう．

　Herdiana ら(2018)は Black ら(2008)の研究をもとに，表 4 のような家族のレジリエンス要因とそれを有する家族の特徴を紹介している[4, 5]．レジリエンスの高い家族は，病気や死別，貧困などの逆境に直面した際に，これらの要因を複数組み合わせて，互換的に働かせながらうまく適応するとされている．

　また，家族のレジリエンス要因は，家族員の相互関係に加え，家族を取り巻く地域も含んでいる．ほとんどの家族は地域のなかで生活を送っており，

表 4　家族のレジリエンス要因と家族の特徴

レジリエンス要因	家族の特徴
肯定的な見通し (Positive outlook)	家族が互いに信頼している，家族が楽観主義である，困難が生じたときに柔軟な解決策を考える，ユーモアのセンスがある
スピリチュアリティ (Spirituality)	家族内でストレスの意味づけができるような価値システムを有している
家族員が心を合わせていること (Family member accord)	家族が団結している，家族のなかに心豊かな配慮や統制がある，親同士が食い違いや軋轢を回避することができる
柔軟性(Flexibility)	家族が状況的・発達上の課題に合わせて役割を安定して果たせる
家族での話し合い (Family communication)	家族員が互いに明確に気持ちを包み隠さずに表現する，家族が協働して問題解決する
堅実な経済的管理 (Financial management)	堅実な経済管理をしている，経済的な困難があるにもかかわらず家族が温かい
家族の時間(Family time)	家族と過ごす時間のなかで日々の課題を一緒に行う
余暇活動を共有すること (Shared recreation)	余暇活動を通して子どもの社会・認知的スキル，団結力や適応力を発達させる
規則的な活動と祭典(儀式) (Routines and rituals)	家族の生活時間のなかで親密な関係を促す活動がある，家族の危機的状況においても機能する
ソーシャルネットワーク (社会的なつながり) (Support network)	家族が資源を共有する個人・家族，そして地域のつながり(ネットワーク)をもっている(特に貧困にある家族にとっては重要)

〔Black, K. & Labo, M.(2008)：A Conceptual Revew of Family Resilience Factors. Journal of Family Nursing 14(1)：33-55 をもとに作成〕

　家族が地域と切り離されて単独で暮らしていることはまれである．家族が逆境に直面したとき，地域の住民からサポートを得られれば，家族のレジリエンスは大いに発揮できる．また，家族が地域の防犯・防災活動や高齢者・子どもの見守りなどの活動に協力することで，地域のレジリエンスに貢献することもある．安全な地域に暮らすことで家族の健康や発達が促進される．ソーシャルネットワーク(社会的なつながり)が家族のレジリエンス要因として加わっているのは，このためである．

　ここからは Black らの Family Resilience Factors をもとに，著者らが理解し，想像したレジリエンス要因を詳しくみていこう[4]．

(1) 肯定的な見通し

　肯定的な見通しとは，家族が逆境(危機)に直面していても，希望をもち，「この状況には何らかの意味がある」と肯定的にとらえ，自分たちが何とかできると感じられることである．このような見通しがもてるようになるためには，逆境を乗り越えて自信やさまざまな知恵を得た経験があることが前提となるが，そのような自信や知恵が家族の心理的な余裕につながり，肯定的に先を見通せるようになる．ユーモアで緊張をほぐし，前向きに解決策を提案していくことも肯定的な見通しに含まれる．また，文句を言ったり，反抗する家族員のネガティブな言動を無視するのではなく，むしろ物事に対するさまざまな見方や問題に対する家族員の意見を明らかにし，逆境(危機)に向き合うととらえる．

　たとえば，新しい土地に引っ越すことは，住み慣れた土地やこれまでの人間関係から離れることであるため危機やストレスといえるが，肯定的な見通しをもつと，新しい人々と出会うチャンスであり歓迎すべき挑戦だと考えられる．

(2) スピリチュアリティ

　基盤に宗教があるかどうかにかかわらず，スピリチュアルな志向であれば何でもよい．互いに価値を共有している家族は，家族員，コミュニティ，世界(宇宙)とつながる感覚に意義をみいだす．たとえば，人生で出会う苦悩や苦労にはすべてに意味があり，何らかの力やチャンスによって状況が好転するという希望と信念をもち，祈ることである．希望と信念を家族で分かち合うことができれば，その家族はさまざまな逆境(危機)に向き合うことができる．

　このスピリチュアリティはレジリエンスの主要な因子であることが明らかにされている．患者情報のなかで宗教や信念の情報を得ることは，実は家族レジリエンスを理解するうえで有用なのである．

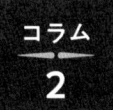

コラム 2 日本人にスピリチュアリティを理解するのは難しい？

　Spirituality は，日本語で「精神世界」とも訳され，信念や価値，文化といった側面を指し，宗教的な意味合いは含まれないことが多い．1998年に，WHO の創立50周年を記念して，憲章の健康の定義に「dynamic」と「spiritual」の2語を加え，"Health is a dynamic state of complete physical, mental, spiritual and social well-being and not merely the absence of disease or infirmity."と提案されたが，否決された経緯がある．この頃より，スピリチュアルへの関心が高まったが，日本においては，「spiritual health」や「spiritual care」という言葉が散見されるものの，浸透したとはいえない状況である．

　スピリチュアリティは，現在も明確な定義はなく，曖昧にとらえられている．しかし，看護(特に緩和ケア)においてスピリチュアリティは，大切な要素として扱われ，健康支援において重要な役割を担っている．

　本書におけるスピリチュアリティは，逆境を柔軟に乗り越えていくための希望，期待といった意味が含まれる．逆境の後に「もしかすると乗り越えられないかもしれない」という不安や，先が見通せないような状況で，人は，次のステップを踏むために願い，祈ることで，身体や精神を超えた何かを目覚めさせ，その後に進む力を自ら引き出しているのかもしれない．

　日本は，信仰に希薄といわれるが，昔から物や家，土地には八百万の神が宿り，人々は自然と共生してきた．日々起こる逆境へ毎度立ち向かうのではなく，それらを受け入れ，その時々に出会った人や事に意味をみいだし，試練を越える力を生んできた．それらは漠然とした感覚かもしれないが，希望であり，「回復する力，前に進む力，乗り越える力，動ける力」へと変化する，より満たされ結果につながる原動力となっている．逆境を乗り越える力や過程において，スピリチュアリティは欠かせないものと思われる．

（3）家族員が心を合わせていること

　家族を個人の集まりではなく，家族員同士が互いに影響し合うシステムととらえ，家族内によい循環が得られれば，家族の関係性がスムーズに発達すると考える．たとえば，子どもの養育や世話を通して日々，話し合ったり互いの努力を認め合ったりしている夫婦は，子どもに問題が生じたときにも，互いに意見を交わし，ともに問題に取り組もうとする．そのため，子どもの問題（逆境）への対応が早かったり，回復がスムーズであったりする．**家族員が心を合わせていることは，逆境への抵抗力と逆境からの回復力につながる．**

　この家族員が心を合わせていることというレジリエンス要因には，「家族のなかに心豊かな配慮や統制がある」という家族の特徴がある．これは，家族員が互いにほどよく思いやり，認め合い，成熟した関係でつながっており，適切なリーダーシップがあることを指す．子どもにとって親の強すぎるコントロール（統制）は硬直した関係になり，好ましくないことが明らかにされている．

（4）柔軟性

　家族の状況が変わったり発達段階が進んだりした際には，家族員が柔軟に役割を変更したり移行するなどして，その状況や発達課題に順応する必要がある．しかし，家族員の結束が強いと安定性が増す一方で，家族の役割を柔軟に変えることが難しくなる場合もある．

　たとえば，両親と 3 人の息子がいる 5 人家族で，長男が重度の知的障害をもっている場合を考えてみよう．次男と三男が幼い頃から家事を手伝い兄の通学をサポートしてきたおかげで，この家族は自分たちだけで生活を維持することができていた．やがて兄弟が成人を迎え，次男は 3 年前より遠方の企

業で働き，三男も来年より外資系企業に就職することが決まった．この家族は来年から両親と障害をもつ長男の3人家族となるが，おそらく両親で長男の生活を支えることは可能であると考えていた．しかし，半年前に近隣に暮らす独居の祖母が脳梗塞で倒れた．幸いリハビリが順調に進み，来年から要介護3で療養生活がスタートする予定であるが，祖母の生活を見守る必要がある．家族は自分たちの生活を維持しながら祖母の生活を支えるために，それぞれの役割について話し合い，行政や近隣住民に相談し，家族員以外からのサポートを得ることに決めた．

　この例のように状況の変化に合わせて柔軟に役割を変えられる家族であれば，さまざまな課題を乗り越えていける．家族の結束が強いと，親の役割と子どもの役割が厳格に決められているがゆえに，状況が安定しているときは絆が強く，家族への帰属意識も高いため，家族関係は良好にみえる．しかし，家族の結束が強すぎてそれぞれの役割が硬直していると，子どもが成長し巣立ちの時期を迎えても，これまでの役割から離れることが難しく，自立できず，親子関係がうまくいかなくなってしまう．このような家族は，家族レジリエンスが働かず破綻してしまう可能性がある．

(5) 家族での話し合い

　家族での話し合いは，家族が逆境に意味をみいだし，共有し，コーピング戦略を練り，合意形成するまでのすべてのプロセスにおいて重要である．レジリエントな家族は，ネガティブな感情や怒りに反応するのではなく，傾聴し，話し合って互いの考えや思いを理解し，ネガティブな感情や怒りも認めようとする．このように傾聴，共感，メッセージの明快さ，アサーションなどのコミュニケーションスキルの基本を家族員が理解し，実行することは，家族レジリエンスにとって重要なことなのである．

(6) 堅実な経済的管理

　堅実な経済的管理は家族レジリエンスの基盤となる．経済的管理に関する意思決定や経済状態に家族員が満足していることは，家族の安寧につながる

ことが知られている．反対に，経済的にひっ迫している状態は，家族員の情緒的側面，夫婦関係，子どもの養育環境に影響する．貧困状態にある家族では，家族生活の基礎的なニーズを満たせないだけではなく，子どもが通学したり友だちと遊んだりすることが難しくなる．さらに家族の結束を維持することができなくなり，暴力や犯罪に巻き込まれることもある．

(7) 家族の時間

家族の時間とは，たとえば家族で食事をすること，家のなかのこまごまとした用事を一緒にすることなど，家族がともに時間を過ごすことであり，家族生活において継続的で安定性をつくり出すために重要な役割を果たす．特に 10 代の子どもにとって家族とともに過ごす時間をもつことは，リスクの高い行動を有意に減少させることが知られている．近年は家族員がみな忙しくなり，家族とともに過ごす時間が減少する傾向にあり，家族レジリエンスにとって問題であろう．たとえば，忙しい生活のなかで家族との建設的な時間をつくるためには，調理や掃除などの家事を一緒にする，育児を一緒にするなど，生活の一部に組み込む工夫が必要である．家族と一緒に時間を過ごすことで，問題解決のスキルや能力，共感力を学ぶことができる．

(8) 余暇活動を共有すること

余暇活動を共有することは家族に多様なメリットを与える．その 1 つは家族の健康を促進することである．家族との楽しい時間は，愛着，幸福，学び，ユーモア，（体験を共有する）喜びを生み出し，家族のつながりを強化する．余暇活動には，食後のボードゲームのような家のなかでの定期的で，一般的な活動もあれば，映画やボウリングのように特別な場所での活動もある．

(9) 規則的な活動と祭典(儀式)

規則的な活動と祭典(儀式)は，家族生活に埋め込まれた活動であり，家族関係を近くすることに関連するとされている．規則的な活動とは，たとえ

ば，毎晩寝る前に子どもに絵本を読んで聞かせるという日課であったり，週末の夜には夫婦でお酒を飲みながら語り合うといった習慣である．家族が危機（離婚や病気）にあるときは規則的な活動が減少するとされ，危機状態にあるときほど規則的な活動を続けられるような支援が必要となる．祭典（儀式）は，家族にとって情緒的で，世代間交流を含む象徴的なコミュニケーションである．たとえば，新年に家族で初詣をしたり，お盆にお墓参りをしたり，子どもの成長を願って七五三を祝ったりなど，さまざまな祭典（儀式）がある．これらを通して家族のつながり，安心感，尊敬や畏敬の感情に気づく機会となる．

(10) ソーシャルネットワーク（社会的なつながり）

　ソーシャルネットワーク（社会的なつながり）を通して，家族は社会への所属感をもち，情報やサービスだけでなく，幸福や交際（交流）を得られる．たとえば，町内の自治会に入り，夏祭りや運動会，子ども会，防犯活動の企画や運営を通して，自分たち家族が暮らす地域の情報が身近になる．家族間で交流が増え，情報を共有し，顔見知りとなれば，交通事故や空き巣などの犯罪件数が少なくなる傾向にある．自分たちが暮らす地域の安全性は親にとっても子どもにとっても安心感につながる．

　子どもが自分の住んでいる地域を安全と感じ，隣人にも満足している場合は順調に成長する傾向があり，近隣に脅威を感じている子どもに比べ，問題行動が有意に少ないとされている．また，親が子どもに情緒的なサポートができなくても，近隣の人やメンターがロールモデルとなったり子どもへのサポートを提供することができれば，子どもの問題行動は抑えられる．援助が必要なときに，自分の家族のなかだけでなく，友人や近隣，コミュニティから支援を受け入れられる家族は，レジリエンスが高いといえる．

　家族のレジリエンス要因をとらえるためには，このようにコミュニティや近隣などにも着目することが重要であることがわかる．

　日本の家族のレジリエンスに関する研究において，中平ら（2013）は，「家

族の肯定的な未来志向」「家族の逆境への意味づけと受容」「家族の能力への信頼」「家族の忍耐強い対処」「家族の資源の活用と資源につながる力」「家族のゆるぎない拠り所」「家族の調整・統制」の 7 つを**家族の力**と表現している[6].そのうちの,「家族の肯定的な未来志向」「家族の逆境への意味づけと受容」「家族の資源の活用と資源につながる力」の 3 つは,Herdiana ら(2018)の家族のレジリエンス要因の「肯定的な見通し」「スピリチュアリティ」「ソーシャルネットワーク」と共通性がみられ[5],これらは文化や民族を超えて普遍的な内容ではないかと考える.

4 家族のレジリエンスを支援する看護

　看護師は病棟や外来,介護福祉施設,患者宅などいろいろな場所で患者とその家族に出会う.しかし,看護師が家族を患者の資源としてとらえるとき,「なかなか面会に来ない疎遠な家族」「患者の言いなりになっている家族」など,患者にとって適切な資源かどうかを基準に家族を判断しがちである.そして時に「非協力的な家族」「有効な支援ができない家族」というレッテルを貼ることもある.しかし,個々の家族はその誕生から数々の危機を乗り越えた経験を共有しており,家族の考え方や習慣などの文化がそれぞれにあり,経験から得たスキルや知恵,希望を有している.

　家族のレジリエンスを支援するためには,家族がもつ力(レジリエンス要因)をみいだす姿勢が重要である.患者情報に書かれている同居家族,キーパーソン,既往歴などの情報から患者と家族がどのような逆境から回復したのかを想像し,家族とのコミュニケーションの機会を意図的に設けることが重要である.

　また,家族のレジリエンスを高めるために,家族が逆境に意義をみいだせるよう働きかける必要がある.たとえば,家族で話し合えるような機会を設ける,いつも通りの家族の日課を続けることの大切さを伝える,家族と一緒に何かをする時間を習慣化することを提案するといったことのほかに,家族が暮らす地域をどのような場所と感じているのかを聞き,地域社会で活用で

きるサポート資源を一緒に探し，サポートを受け入れる力も大事であることを伝え，サポートにつなぐことも考えられる．

　これまで紹介した内容は，多くの看護師が日常的に自然に行っていることと思われる．日頃の看護ケアを家族レジリエンスの視点からとらえ直したとき，実は，危機的状況にある家族の回復を促す，つまりレジリエンスを高めるケアであることを意識していない場合が多いのではないだろうか．

　家族のレジリエンスを高めるケアを行うことは，最初にモビールに例えたように患者のレジリエンスを高めるケアにつながっている．家族の回復（レジリエンス要因）と個人の回復（レジリエンス要因）が連動し始めたとき，家族と個人の未来に起こる変化は，看護師の想定を超えたすばらしいものであるに違いない．それは，いつ，どのように起こるのか，患者にも家族にも予想がつかないのではないだろうか．看護師にとって大事なことは，家族のレジリエンス（回復力）と患者のレジリエンス（回復力）を信じ，寄り添うことである．

3 ｜ 事例からみるレジリエンスとケア──患者はどのように回復力をつけていくのか

　ここで紹介する事例は，血糖コントロール不良のため合併症を発症し，感染症による急性増悪のため緊急血液透析導入となった患者が，敗血症性ショックに陥りながらも，個人のレジリエンスに着目した看護によって，心身とスピリチュアルの回復をみせたものである．患者の背景だけをみれば，「糖尿病に向き合いたくない人」「忙しさを理由に治療から逃げてきた人」「糖尿病の知識が乏しい人」「家族のサポートが得られない人」などといったネガティブな患者像が浮かび上がってくる．しかし，実際は生死をさまようような厳しい状況のなかでも希望をもち続け，ケアを前向きに受け入れ，回復していった患者ととらえることができる．

　患者のなかでどのような変化が起きたのか．看護師のどのような判断や援助が患者の回復を促したのか．事例を通して患者のレジリエンスと看護について解説していく．

1 事例紹介

　望月さん（仮名）は 62 歳，男性．52 歳で 2 型糖尿病と診断される．合併症の腎臓病が急性増悪し入院，緊急血液透析導入となった．10 年ほど前に離婚し，高齢の母親と二人暮らし．離婚した妻との間に 30 代の息子が一人いる．離婚後は妻，息子との交流はない．

2 経過

(1) 透析導入までの経過

　望月さんは 52 歳のときに糖尿病と診断され，血糖降下剤を服用していた．HbA1c 10% 台が続いていたことから，生活習慣の見直しやインスリン導入をすすめられていたが，仕事を理由に断っていた．

　定年退職後，再雇用で仕事を継続することにした．時間に余裕ができたため，自分の身体を犠牲にするのはよくないと考え，治療に取り組むことにした．主治医からインスリンの使用をすすめられ，導入を決断した．しかし，すでに血清クレアチニン（Cr）値が 2 mg/dL 台となっており，糖尿病腎症を発症していた．主治医から，腎症が進行しているため，いずれ透析治療が必要であると説明された．望月さんは，「できる限り透析を先延ばししたい」と話す一方で，「なるようにしかならない」とも考えていた．

　半年後，Cr 値が 4 mg/dL 台となったため腎臓内科を紹介された．腎臓内科医師からは，半年以内に透析導入が必要になると説明を受けた．望月さんは，透析を少しでも先延ばしにするため，食事療法に取り組んでいたが，感染症による急性増悪のため緊急血液透析導入となった．

(2) 導入後の経過

　望月さんは，血液透析が導入となり，「いつかは必要だった」「仕方がない」と話し，気丈にふるまっていた．体重が 10 kg 程度増加しており，血液透析

で除水を進めていた．感染症については抗菌薬治療を行っていたが，入院4日目，朝食の直前に心肺停止となった．感染症による敗血症性ショックであった．心肺蘇生開始後，心拍・呼吸ともに再開し，ICU入室となった．

　意識が戻ったとき，自分の胸を押されていた望月さんは，「1回死んだのではないのか」と何度も看護師に尋ねていた．血圧が低値であったため昇圧剤を使用しながら，CHDF（持続的血液濾過透析法）が行われ，安静臥床，床上排泄の状態であった．

　主治医は，母親に「糖尿病や腎不全，感染症があり，危機的状況を乗り越えられるかどうかはまだわからない」と説明した．

　夜になってもなかなか眠れない望月さんは，「眠るのが怖い．また死にそうになるのではないのか」「こんなことなら死んだほうがよかった」と話した．看護師が眠れるように薬の服用をすすめても拒んでいた．せん妄状態はみられず，現状認識はしっかりできていた．早期からリハビリを開始したが，思うように身体を動かすことができないため，「私はどうなっていくのか，本当によくなるのか」との言葉が聞かれるようになった．

　望月さんはICUで3日間治療を受け，一般病棟に移った．殿部に膿瘍を形成していたことがわかり，継続した抗菌薬治療が必要となった．加えて，体液の貯留，浮腫の残存，数日間の臥床による筋力低下，心機能低下，自律神経障害により，身体的な回復が遅れていた．また，リハビリも思うように進まなかったが，望月さんは自分の身体の感覚を信じて，「今は無理だけど，いつか歩けるようになる」と話すようになった．

3 ┃ レジリエンスを高めるためのケア

(1) ケアの場面1 ── ICUから一般病棟へ転棟1日目

　看護師が一般病棟に戻ってきた望月さんに，急変，ICU入室となった出来事について，気持ちの整理ができるように寄り添いながらかかわる場面である．

看護師：望月さん，ここ数日いろいろなことがありましたね．よくここまで
　　　　がんばって治療を受けられましたね．

望月さん：……．

看護師：よろしければ，今思っていらっしゃることや感じていらっしゃるこ
　　　　とがあれば，教えていただけませんか？

望月さん：(目を伏せて)いろいろあったね…．

看護師：(うなずきながら)いろいろありましたね……．

望月さん：こんなこと言うとおかしなこと言ってると思われるかもしれない
　　　　　けど…，罰があたったと思ってるんだ．

看護師：(黙ったままうなずく)……．

望月さん：あのとき，死んでいればよかった…．

看護師：(しばらく沈黙)……．

望月さん：……．

看護師：いつからそう思っていらっしゃるのですか？

望月さん：心臓を押されているときに目が覚めてからずっとかな…．

看護師：そうだったのですね．ずっと一人で考えておられたんですね…．

望月さん：まぁね…．

看護師：突然，透析になったり，ICU に入ったりして，本当に大変だったと
　　　　思います．よくここまで踏んばってこられましたね．

望月さん：……．

看護師：もしかして夜眠れないのは，そのことを考えてしまうからですか？

望月さん：そうだね…．夜になると，また同じことが起きるような気がして
　　　　　しまって．恥ずかしいけど，怖くなるんですよ…．

看護師：そうですよね，怖いですよね．眠れないのも当然のことだと思いま
　　　　す．教えてくださりありがとうございます．今夜も私たちがそばに
　　　　いますから，大丈夫ですよ．安心してください．

望月さん：ありがとう．

(2) ケアの場面 2 ── 一般病棟 2 日目

　望月さんは一般病棟に戻ってきてからも落ち着いて眠ることができなかっ
た．そのことに気づいていた看護師が望月さんに介入する場面である．

看護師：望月さん，昨夜眠れましたか？

望月さん：いや，昨日もあまり眠れなかったね….

看護師：眠れないことについて，もう少し教えていただけませんか？
　　　　寝つきが悪いですか？

望月さん：そうだね……いろいろ考えるから寝つきが悪いね.

看護師：そうなのですね. 途中で目が覚めることもありますか？

望月さん：まぁね，寝てもすぐに目が覚めてしまうね.

看護師：そうでしたか…それはおつらいですね.

望月さん：……そうは言っても，昼間に寝ているからね. 特に透析中.

看護師：昼間は眠れているのですね，それならよかったです.

望月さん：昼間なら眠れるのにね…….

看護師：もしかして昼間のほうが安心…ですか？

望月さん：……そうかもしれないね.

看護師：(うなずく) できれば，私は，望月さんに安心して夜休んでいただき
　　　　たいなと思って…. 望月さんには心電図モニターをつけさせていた
　　　　だいています. 私たちは，望月さんが寝ている間も心臓の動きを見
　　　　ています. だから，安心して休んでいただきたいと思っています.

望月さん：そうか，見てくれているんだね.

看護師：今は，しっかり休んで体力を回復することが大切だと思うのですが，
　　　　いかがでしょうか. 今だけでも，お薬の力を借りて眠れるようにし
　　　　ませんか. あと，今日は足浴をしてみませんか. 身体が温まってリ
　　　　ラックスできると思います.

望月さん：薬ね……あんまり頼りたくないけど，お願いしようかな…. 足浴
　　　　はぜひお願いします.

看護師：わかりました. 夜はしっかり休んで，昼間は起きて，リズムを少し
　　　　ずつ取り戻していきましょう.

(3) ケアの場面 3 ── 一般病棟 3 日目

　昨日，望月さんは昼間に足浴のケアを受け，眠るための薬剤を服用した.
その結果，数日ぶりに眠ることができた. 看護師は，望月さんの休息だけで
はなく活動にも目を向け，ADL (日常生活動作) が拡大できるよう日中のリ
ハビリについて検討した. 望月さんには理学療法士によるリハビリが行われ

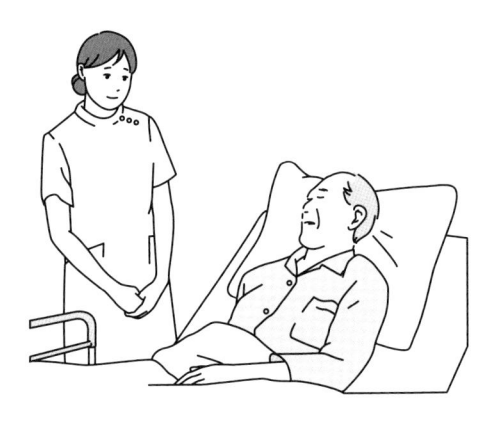

ていたが，さらに体力の回復を促すため，日々のケアのなかにリハビリを取り入れることにした.

看護師：望月さん，昨夜は眠れましたか？

望月さん：今日は，久しぶりに朝まで目が覚めずに寝たよ.

看護師：それはよかったです. 私も嬉しいです.

望月さん：ありがとう. 薬や足浴を提案してもらってよかったよ. そのおかげで，今日は少し気分がいいね.

看護師：もしよかったら，今日はリハビリを取り入れてみませんか？ リハビリと言っても，少し座る時間を長くしたり，身体を拭くときにしっかり横向きをしたり，という感じなのですが….

望月さん：それでリハビリになるの？

看護師：もちろんです. 望月さんにとって，今はどのようなことでもいいので，積み重ねがとても大切だと思っています.

望月さん：それだったらやってみようかな…よろしくお願いします.

　看護師は，ケア中に望月さんが側臥位になったときにしっかりベッド柵を持って体位を保持したり，ズボンを履くときにヒップアップしたりできるように声をかけ促した. また，望月さんのペースを大切にしながらケアを行った. しかし，望月さんは，入院前まであたり前にできていたことができなくなっていたため，看護師の世話を受けることへの申し訳なさや不甲斐なさを

感じていると話した．看護師は，そのような望月さんの気持ちを理解しながら保清や排泄のケアを丁寧に行っていった．

(4) ケアの場面 4 ── 一般病棟 6 日目

　望月さんは少しずつ ADL が拡大していき，自分で端座位となり，ゆっくり車椅子に移乗できるようになった．望月さんの笑顔が自然とみられる日も出てきた．

　ICU 入室当初，主治医から厳しい病状説明を受けた母親は，看護師にすすめられて，長年連絡をとっていなかった望月さんの息子に連絡し，面会を調整した．息子は快諾し，望月さんに会いに来ることになった．

> **看護師**：息子さん，会いに来てくださいましたね．望月さん，とても嬉しそうに見えましたよ．
>
> **望月さん**：……実は，息子とは 10 年くらい会っていなくてね……今日，会いに来てくれて，本当に嬉しかった．何をしているか心配だったけど，立派に仕事をしていてくれて本当に安心した．
>
> **看護師**：(うなずきながら) よかったですね．
>
> **望月さん**：……(しばらく考え込み) 弱音吐いていたらダメだね…もう 1 回元気にならないと…．
>
> **看護師**：(うなずく)
>
> **望月さん**：もう死んでもいいなんて思っていたけれど，元気になりたいっていう気持ちが湧いてきてね…．
>
> **看護師**：(うなずきながら) 息子さんが力になってくださっていますね．
>
> **望月さん**：そうかもしれないね．こんなことになって…，透析に一生世話にならないといけないからね…うまく付き合っていくしかないね．
>
> **看護師**：そうですね，望月さんのペースで，透析には少しずつ慣れていただけたらと思っています．
>
> **望月さん**：そうだね…でもまずは歩けるようにならないと．このままでは家に帰れない…．
>
> **看護師**：抗菌薬の治療もがんばって続けてこられて，だいぶよくなられたと思います．随分身体も動くようになりましたね．

4 | レジリエンスの読み解き

　望月さんは糖尿病と長く付き合うなかで次第に腎臓病が悪化し，緊急で血液透析導入に至り，さらに敗血症性ショックを起こし生命の危機に陥った．レジリエンスの視点からとらえたとき，望月さんにとっての**逆境**は敗血症による生命の危機的状況であった．

　前述した(p23)ように，レジリエンスのメカニズムモデルにおいて，生命の危機的状況では，**ストレスによるダメージを最小限にとどめること**がケアの目標となる．なぜならダメージが広範囲に，かつ長期に及ぶと，回復が遅れるからである．ここでの主な看護の焦点は望月さんが安全や安心を感じること，そして治療を安全・安楽に受けられるよう治療環境を整えることである．

　一命をとりとめた望月さんは，自身のレジリエンス要因を発揮しながら，回復過程をたどっていった．その過程では，看護師がアセスメントによって患者のレジリエンス要因をとらえ，その要因を引き出せるようなケアがあった．

(1) ケアの場面1におけるレジリエンス要因とケアの意図

　望月さんの場合，緊急の血液透析導入から敗血症性ショックになり危機的状況に直面した．この時期は，ストレスや逆境によるネガティブな反応が増していた．

　望月さんは，夜眠れない状態が続いており，ICU入室時から「眠るのが怖い」と話していた．このことから，望月さんの今の感情に焦点をあてるケアが必要になる．望月さんのような仕事一筋であった人は一般的に，自分の感情を表現することが難しいことがある．まずは，傷ついている自分に気づき，感情を表出することが必要になる．

　レジリエンス要因として，望月さんは率直に「罰があたった」「また同じようなことが起こったら怖い」と自分の感情を表出しており，**自己開示**がみられた．また，ふさぎ込んだり，気持ちを他者にぶつけたりすることはなく感

情調整ができていた．この時期のレジリエンスを高めるケアは，望月さんが
ネガティブな感情をもっていることへの気づきを助ける問いかけである．そ
して，看護師がありのままの感情を受け止めることは，望月さんのネガティ
ブな感情が続かないように働きかけるケアにつながる．

　回復の過程では，望月さんが環境とどのように相互作用するかが重要であ
り，看護師は環境の一部であるといえる．看護師は望月さんに寄り添うこと
で安心できる存在になっていた．そして望月さんの行動を通してレジリエン
ス要因である感情調整力(p10, 表2)，自己開示する力をみいだすことができ
た．このように望月さんとの出会いの段階で看護師がレジリエンス要因をみ
いだせたことは，その後の回復を促進するケアにつながるため，とても重要
であるといえる．

(2) ケアの場面2におけるレジリエンス要因とケアの意図

　この場面では，ストレスを軽減し，通常の自分を取り戻せるように，身体
の回復に焦点をあてたケアが重要である．

　望月さんは一般病棟に戻っても眠ることができなかった．看護師は，眠っ
ている間に何かが起こるのではないかという望月さんの不安を受け止めなが
ら，望月さんが回復に目を向けられるように休息をとるための足浴や睡眠薬
の内服について提案している．これは望月さんの**身体的健康**に働きかけ，自
然治癒力を引き出し，身体を整えるケアである．

(3) ケアの場面3におけるレジリエンス要因とケアの意図

　ケアの場面2と同様に，望月さんが通常の自分を取り戻せるように身体の
回復に焦点をあてる時期である．

　望月さんは，薬剤と足浴により睡眠をとることができたが，これは一時的
な対応である．現在のADLを見極め，効果的に活動量を増やしていくこと
が活動と休息のバランスを整えることになる．しかし，生命の危機的状況に
あった望月さんが，自分で体位を整え，清潔を保持するといったセルフケア
行動ができるようになるまでには時間がかかる．そのプロセスにおいて，望

月さんが自分の力を取り戻せるように，看護師が行うケアのなかにリハビリを取り入れ，**身体的健康**の回復を目指した．

　また，ケアのなかで望月さんのペースを大切にすることは，望月さんの尊厳を守るケアとなる．看護師は，効率を重視し，自分のペースでケアを進めることがあるが，それは患者の力を奪うことになる．さらに，保清や排泄のケアを丁寧に行うことは，望月さんに自分自身を大切な存在であると感じてもらうことにつながる．これは，望月さんが**自律・自立**を取り戻せるようにかかわるケアでもある．

(4) ケアの場面 4 におけるレジリエンス要因とケアの意図

　この場面は，望月さんの回復がさらに促進されるように焦点をあてた場面である．

　望月さんは，長年会っていなかった息子に再会できたことで，「死んでもいい」と思っていた気持ちに変化が生まれた．看護師は，息子が支えになっていることを言語化し，望月さんに気づきを促すケアを行った．そして，前を向いてがんばろうとする望月さんを肯定的にとらえ，ねぎらいの言葉をかけた．

　レジリエンス要因として，望月さんは今後の見通しをもちながら**自己理解**ができていた．また，自分にとって何が必要かを考えて行動に移そうとしており，**問題解決能力**もみられた．これらをとらえることで，望月さんには**十分な力**（レジリエンス要因）がある感じた看護師は，望月さんを信じてかかわっていくことが大切であると考えた．そして，これからも長く続く療養生活を送っていくため**自己効力感**（やればできるという気持ち）をもてるようにかかわった．

　このように望月さんは，看護師のケアにより身体的に回復しつつ，看護師の言葉や息子との再会により前向きな気持ちにもなり，最後には父親としてのアイデンティティを取り戻し，新たな希望をみいだすという結果となった．望月さんはレジリエンスを発揮し，入院時よりも成長したと考えられる．

これらのことは，今後の望月さんの療養生活にもポジティブな影響を及ぼすと考えられる．そして，退院後の望月さんは今後もさまざまな逆境に遭遇すると思われるが，今回の経験がレジリエンス要因とレジリエンス（回復力）を高めることにつながるといえる．

　最後に，看護師は患者のレジリエンス（回復力）を支援するため，刻々と変化する状況のなかで，問題解決志向に加え，患者がもつレジリエンス要因に着目することで新たなケアを生み出すことができると考える．また看護師には，患者の力や強みを言語化し，患者にフィードバックするという重要な役割があるといえるだろう．

文献

1) Davydov, D. M., Stewart, R., Ritchie, K., & Chaudieu, I.(2010)：Resilience and mental health, Clin Psychol Rev 30(5)：479-495.
2) 山二勢津子(2019)：まずはケアの話から始めよう，pp7-58, pp114-124，ゆみる出版．
3) 山田昌弘(2004)：家族の個人化，社会学評論 54(4)：341-354.
4) Black, K. & Labo, M.(2008)：A Conceptual Revew of Family Resilience Factors, Journal of Family Nursing 14(1)：33-55.
5) Herdiana, I., Suryanto, S. & Handoyo, S.(2018)：Family Resilience：A Conceptual Review, 3rd Asean Conference on Psychology, Counseling and Humanities(AC-PCH 2017)，Advances in Social Science, Education and Humanities Research, 133：44
6) 中平洋子，野嶋佐由美(2013)：Family Resilience 概念の検討（総説），家族看護学研究 18(2)：60-72.

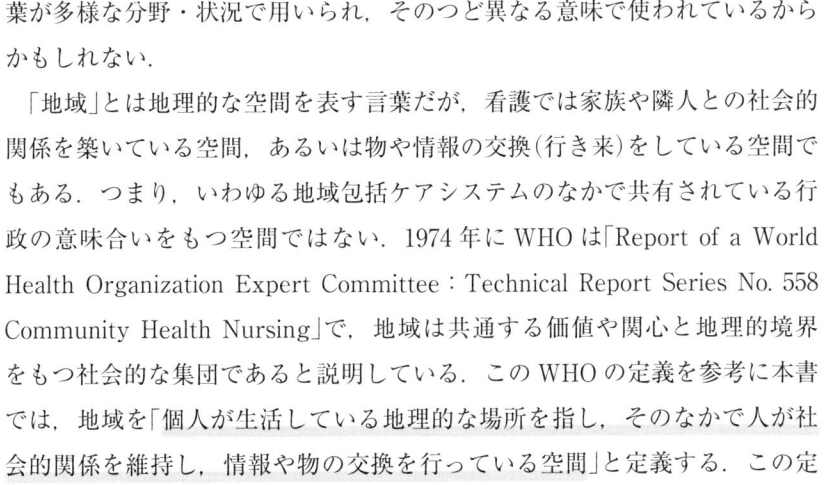

第3章

地域のレジリエンス

1 地域をどのようにとらえるか

　多くの看護師にとって，入院患者や入所者が退院するとき，彼らが住んでいる地域がどのような特性をもつ地域であるのかまでは想像がつかないだろう．しかし，入院患者や入所者と同じ地域で生活している看護師であれば，どんな地域なのかがわかっているので，その人の退院後の生活をイメージしやすいかもしれない．それでも，患者や入所者が具体的に地域とどのようにつながっているのかを想像するのは難しいだろう．それは，「地域」という言葉が多様な分野・状況で用いられ，そのつど異なる意味で使われているからかもしれない．

　「地域」とは地理的な空間を表す言葉だが，看護では家族や隣人との社会的関係を築いている空間，あるいは物や情報の交換（行き来）をしている空間でもある．つまり，いわゆる地域包括ケアシステムのなかで共有されている行政の意味合いをもつ空間ではない．1974 年に WHO は「Report of a World Health Organization Expert Committee : Technical Report Series No. 558 Community Health Nursing」で，地域は共通する価値や関心と地理的境界をもつ社会的な集団であると説明している．この WHO の定義を参考に本書では，地域を「個人が生活している地理的な場所を指し，そのなかで人が社会的関係を維持し，情報や物の交換を行っている空間」と定義する．この定

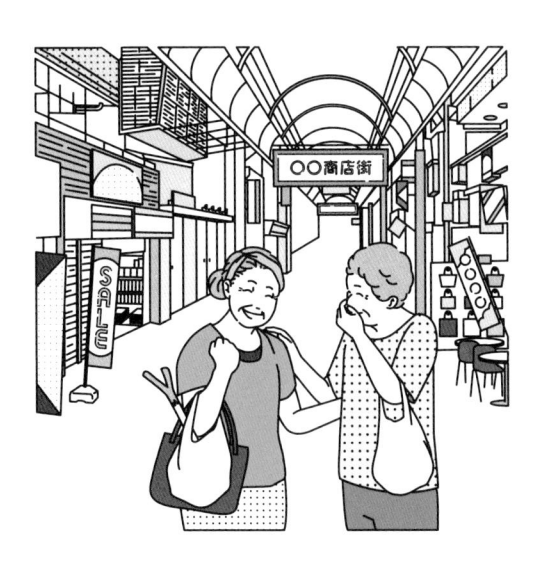

義には，個人が生命を維持する視点，生活する視点，そして個人の生きがいや存在を感じる視点が含まれる．

　そして，この定義のもう1つの重要な点は個人と個人の間で共通する価値や関心があるという視点である．ある人にとっての地域は隣人との関係を指し，ある人には近隣の公園やスーパーマーケットを指すというように，個人にとっての地域はその時々の行動や活動の目的によって異なる．その一方で，その地域に暮らす人々の間には「○○商店街といえば，おせっかいおばさんがたくさんいる地域」という共通の価値が存在する．

　したがって，看護師がレジリエンスの視点から地域を理解するためには，患者が自分の暮らす地域をどのように感じているのか，その地域で日々どのような生活を送っているのかという地域の情報を教えてもらうことから始まる．地域看護の専門家が地域の属性（人口や産業，疾病構造）などの情報を多方面から詳細に聞き取り，総合的に分析し，明らかにする地域の健康課題は，一定の地理的空間で生活している住民に共通する課題であり，個人の課題とは異なることもある．地域を理解するうえでは，地域全体をとらえるための情報とともに，地域で暮らす個人をとらえるための情報も必要になる．

2 ┃ 地域のレジリエンスとは

　本書では，地域のレジリエンスを「個人のレジリエンスに影響する要因であり，地域集団が逆境に立ち向かいしなやかに回復する過程」と定義する．

　地域にとっての逆境としてわかりやすい例は自然災害だが，人口減少や自治体の収入減少なども地域にとっての逆境の一例である．個々の地域が直面している課題は多様であり個別性が高い．さまざまな逆境において，私たち看護師は地域のレジリエンスをどのように理解し，そのレジリエンスを高める看護をどのように考えればよいのであろうか．

3 ┃ 災害からとらえる地域のレジリエンス

　ここでは，地域にとっての逆境やストレスのわかりやすい自然災害を取り上げ，地域のレジリエンスについて考えてみたい．

　日本では災害看護において，災害サイクル〔急性期・亜急性期・慢性期（復旧復興期）・静穏期・前兆期〕に応じた被災者支援が明らかにされている．そのなかで重要なキーワードとなるのは被災者の生活と，インフラの整備や物流を含む地域の復興である．

　被災者の生活の場は，発災直後は避難所であるが，やがて仮設住宅，そして復興住宅や自宅と変化する．被災者のなかには復興住宅や自宅に移った後も，経済的な理由や，介護者が確保できない，子どもの学校が遠いなどの理由から，ようやく住み慣れた地域から引っ越す人もいる．地域になじむ間もなく引っ越しを繰り返すこともある．引っ越した先で，「ここが自分の第二の故郷」と感じられればいいが，新しい地域で生活の条件が整ったとしても，これまでの自分らしい生活が断たれることによって，生きる意欲を失う人もいる．

　また，避難生活や移り住んだ地域の環境によっては，健康レベルが被災前より低下したり，生命の危機的状況に陥ることも少なくない．

　被災者にとって安住の地域とは，自身や家族の健康や安心感が得られる地

域のことである．ハード面の住宅が整うだけでは個人や家族の回復（レジリエンス）には不十分であり，地域とのつながりやサポートなどのソフト面がハード面とともに重要となる．最近の国内の大規模地震災害，風水害，複合災害などの地域の復興（レジリエンス）の過程においても，地域住民がどのような地域を作りたいのかを徹底的に話し合うことの必要性が示唆されている．地域のレジリエンスは，そこに暮らす住民一人ひとりの健康と生活から成り立っており，個人のレジリエンスと地域のレジリエンスは切り離せないのである．

このような被災者の生活状況が変わる過程では，そのハード面としての地域の復興の影響は大きい．そのため，災害看護では，被災者の生活と地域の復興の両面をみている．このことは地域レジリエンスの視点からもあてはまる．詳細は後述に譲るが，個人のレジリエンスと地域のレジリエンスは相関しており，被災から回復した人が多い地域は，地域のレジリエンスも高くなる．

ところで，これまでの災害復興に関する研究において，被災の程度は同程度でも，復興が早い（回復が早い）地域とそうでない地域があることが示されている．この理由は何であろうか．

地域にも個人と同様にレジリエンスがあることを示すため，Wolin（1993）の個人のレジリエンスを参考にして，Suárez-Ojeda（2003）は地域レジリエンスの要因（表 5）を提案している[1]．なお，以下に説明している例は，筆者らが日本の習慣や文化にあてはめた場合を想定して表したものである．

筆者の阪神・淡路大震災での被災経験を，表 5 の地域レジリエンスの要因に照らし合わせると，以下のような内容となる．

(1) 地域に対する自尊感情

神戸といえばおしゃれな街並みやファッション，素敵なスイーツやおいしいパン屋が多いといったイメージである．「神戸っ子」とは神戸に住む人にとってのプライドの一部である．

表 5　地域レジリエンスの要因

要因	内容
地域に対する自尊感情 (collective self-esteem)	自分が住む場所に対するプライドと満足感
文化的なアイデンティティ (cultural identity)	逆境を通して一貫している統合体や同一性，集団のアイデンティティ．これにより逆境に立ち向かう集団としてのまとまりや団結力が生まれやすい
社会的ユーモア (social humor)	ユーモアは恐ろしい出来事に立ち向かうために有効とされる．ユーモアはさまざまなタイプがあるが，特に複数の人々との間で，共通の言葉で，その地域に根付く知的なユーモアは地域のレジリエンスに最も関連する
良好な統治 (good government or collective honesty)	地域が直面した逆境に対して人々が力を注ぎ，順調に再建や復興を進めるためには，普段から統治が良好でなくてはならない
スピリチュアリティ (spirituality)	これは特定の宗教とは限らない．災害時の祈りや現実的な希望などを意味する

(2) 文化的なアイデンティティ

　私たちは日頃の会話で相手の出身地や県民性などを話題にすることがある．自分が生まれ育った町や地域は，いつの間にか自分の生活や意識（自己のアイデンティティ）の一部となっている．この個々のアイデンティティが集合体の自尊感情や地域のアイデンティティを形成していると考えられる．阪神・淡路大震災では神戸の各区や町ごとのアイデンティティがあり，そして神戸全体として「がんばろう KOBE」を合言葉に復興に向かっていった．

(3) 社会的ユーモア

　神戸は大阪に近いことから，震災前から落語，漫才，コントなど，関西人としてのお笑い精神をもち合わせている．深刻な状況にあっても「生きとったらアホでもええ．いのちがいちばん」と言いながらがんばった．どんなときにも笑いを忘れない関西人のユーモアは，地域のレジリエンスにとって大事だったと考えられる．

(4) 良好な統治

　大震災後においても地域の統治は良好であった．自宅が全壊し仕事を失った人々のショックは計り知れないほど大きかったが，被災した市民は配給物資の列に整然と並び，行動していた．これを見て多くの市民は互いを信じる気持ちが強まり，その気持ちは町の復興に向けて力を合わせてがんばろうと思う気持ちにつながっていった．

(5) スピリチュアリティ

　大震災後に「神戸ルミナリエ」が誕生した．これは災害犠牲者の鎮魂とともに，復興・再生への希望の灯りとして開催され，今では神戸の冬の風物詩となっている．ルミナリエを見ると大災害を経験した一人ひとりのスピリチュアリティが呼び覚まされ，それは地域のスピリチュアリティにつながっていったのではないかと思う．このスピリチュアリティは，その後，2011 年の東日本大震災にもつながり，現在この希望の灯りは岩手県の大槌町でも燈り続けている．

　災害からの復興プロセスを，地域レジリエンスの要因にそって振り返ると，筆者は被災前に「集合体としての地域」という意識をもったことがなかった．被災したばかりのときに「神戸は死んでしまった…．一体，これから先，町はどうなるのだろう」と失望感と不安でいっぱいになった．このとき初めて，「この神戸という町が自分の一部であった」ことに気づいた．その意識は自分という個人の枠を超えて地域にまで広がっていく．つまり，「がんばろう KOBE」をスローガンとして，見えない人とつながっているスピリチュアルな感覚をもつようになったその基盤には，被災地神戸への無条件の信頼があった．もし，筆者が震災に遭遇していなければ，この感覚に気がついていなかったかもしれない．郷土愛や地域へのプライドはあたり前すぎて，日頃，意識することはなかったのである．全国の地域のなかで，過去に災害に何度も見舞われながらも存続している地域は，逆境にさらされることによ

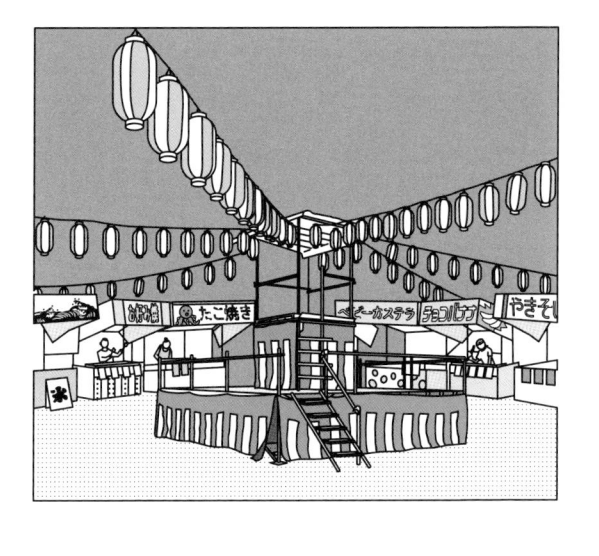

り，地域住民が団結して乗り越え，その経験を文化として残し，さらに次の逆境に立ち向かう力をもつようになる．

　災害(逆境)は地域に暮らす人々に多くの経験と知恵を残す．これらは災害後，日常的に意識されることはあまりないが，新たな逆境に出会ったときに想起したり，回復を促進する要因の１つになりうるのではないかと考える．

　赤坂(2012)によると東日本大震災の東北の被災地では，祭りや民族伝統が先んじて復興し，それが地域の立て直しや再生にとって重要であったとされる[2]．その理由は，災害によって分断されたり，崩壊した地域住民同士の関係や絆を取り戻すためのきっかけの１つとして，その土地や風土に根付いている祭りや伝統行事があったからだ．祭りや伝統行事を継続するためには地域の人々の復興への願いと協力が必要である．毎年行われている行事を可能な範囲で行うことは，言い換えれば災害という非日常から日常を取り戻すことにつながり，それは地域のアイデンティティを維持すること，すなわち地域の復興(レジリエンス)につながる．

　神戸では，阪神・淡路大震災が起こる前から５月に神戸まつりという祭りがあった．この祭りは，震災翌年からは「海の日」に合わせて７月に開催時期を移して行われた(2002 年から再び５月開催)．

今後も，私たちはいつか，どこかで災害に遭遇する可能性がある．身近にある祭りやイベントに込められた願いや思いを理解し，それらを伝承することは地域のレジリエンスを支えることにつながる．地域の情報のなかに，地域の祭りや歴史的なイベントを含めると，地域の健康課題やリスクといった問題解決志向に加え，地域の回復力に着目した看護がみえてくるのではないだろうか．

看護学においては以前から存在していた災害時の支援や救護活動が，阪神・淡路大震災を機に災害看護学として誕生し，発展した．たとえば，トリアージの考え方や専門職ボランティアという活動である．今後もさまざまな逆境を経て，看護もしなやかに変容し，新たな知恵や文化を生み出していくであろう．

4 個人のレジリエンスからとらえる 地域のレジリエンス

1 個人のレジリエンスと地域のレジリエンスとの 関係性

地域のレジリエンスをとらえるためには，自然災害の例のように地域住民に共通する逆境やストレスのほかに，地域住民個々が直面する逆境やストレスがあることを理解し，その人々が逆境やストレスから回復する過程に地域のレジリエンスがどのように関係するのかという視点が必要である．

地域では個人と同様，一定の空間のなかでさまざまなシステムや情報，関係性が変化し続けているものの，それを可視化することは難しい．個人が逆境に直面し，適応し続けるなかで，個人と地域がどのように影響し合い，最終的に個人が適応するのか，また，結果的に地域は個人からどのような影響を受け，変化するのかという視点でみることになる．個人と地域がダイナミックに関係する過程そのものがレジリエンスであり，個人のレジリエンスをとらえ，育むためには，個人のレジリエンス要因と地域のレジリエンス要

因の両方に着目する考え方が重要となる.

　私たち医療職はつい患者の暮らしを医療や介護のニーズという視点でとらえがちであるが, 普段の暮らしには病院や薬局以外に, 買い物をする店や飲食をする店, スポーツや映画などを楽しむ娯楽施設, 美術や音楽を鑑賞する施設などもある. 病気や障害をもちながら人が地域で自分らしく暮らすためには, 医療や介護以外の施設やサービスが必要なのである.

　たとえば, 地域 X のレジリエンスについて考えてみよう. そこでは軽度の知的障害をもつ中学 3 年生とその両親からなる 3 人家族が暮らしている. 彼らに必要なサービスは子どもの教育支援, 通学支援のほか, 休日は幼児期からリハビリのために始めた子どもの水泳教室へ行くための支援であり, この支援は NPO やボランティア団体が担っている. また, 障害をもつ親にとっては同じような障害をもつ親がどのように生活を送っているのかを知り, 気持ちを共有するための親の会などのネットワークの情報を得たり, 行政支援に関する情報を得たりする必要があるだろう.

　また, この地域 X には, 要介護 1 の認定を受けた独居の 85 歳の女性も暮らしている. この女性は 3 年前に夫を見送り, その後も住み慣れたこの地域にとどまることを選択した. 近隣には 30 年来の仲間がいて, 1 週間に 1 回程度, 互いの家を訪問し, お茶を飲みながら昔話をすることを何よりの楽しみにしている. この女性は介護保険を活用し, 週 2 回, 近隣の公民館で健康体操に参加し, 寝たきり予防を心がけている. また, 内科, 歯科, 皮膚科に定期通院しているが, 内科だけ病院が遠方にあるためバスを利用している. 彼女の願いは文化センターで行われる月 1 回程度の映画や音楽の生演奏に出かけることである. しかし, 文化センターまでのバス路線がないため諦めている.

　このように地域にはさまざまな健康レベルの人や障害をもつ人(家族)が生活を送っている. そして, このようなさまざまな人々の生活や健康を支援するサービスには, フォーマルとインフォーマルの両方が必要であり, 対象となる人の成長や健康レベル, 家族の発達に応じて柔軟にサービスを受けられることが理想的である.

地域の人口構成，世帯構成，インフラ，産業，教育，住宅，医療・介護，福祉，文化，防災などの特徴を分析し，地域に応じた各種サービスを創出するのは行政の役割である．しかし，地域で暮らすなかで，個人と家族が出会う逆境は多様であり，それぞれの逆境を乗り越えようとする過程では行政のフォーマルなサービスだけではカバーしきれない．そこで，地域からのインフォーマルな支援(サービス)も必要になってくる．

　軽度の知的障害の子どもを抱えた家族が地域 X で健全に暮らしていくための支援を通して，地域社会は軽度の知的障害に対応したサービスを編み出していく．そのサービスは別の知的障害をもつ子どもの支援につながる．独居の高齢女性の月 1 回の文化活動への参加を可能にするため，バスに代わる代替輸送サービスをつくり出すことで，他の独居高齢者の暮らしをも豊かにできる．

　このように個人，家族のレジリエンスを支えるために編み出されたサービスは，地域にとって財産(レジリエンス要因)になると考える．個人，家族と地域のレジリエンスは相互に関連しているのである．したがって，個人，家族のレジリエンスをとらえるためには，地域のレジリエンスの視点をもつことも大切である．

2 ｜ 地域のレジリエンスにおける 6 つの基盤

　近年，地域のレジリエンスが注目されている背景には，地球規模の生態系の危機やエネルギー危機，経済の危機などがある．これらの危機を乗り越えるには，個人や家族が地域(NPO や学校，企業など)と協働できるような仕組みが必要である．地域の住民一人ひとりの意識の変革と行動変容が求められる．Lerch(2017)は，地域のレジリエンスを築く責任を引き受け何をすべきかを決めるのは地域住民であり，地域のレジリエンスが築かれるプロセスには，台風などの暴風災害のようにその地域に固有の危機である場合と，少子高齢化のような社会全体(広範囲)が直面している危機の両方があると述べている．そして，地域ごとに経済状況や社会的状況は異なるため，レジリエ

ンスを築く方法は地域ごとにさまざまなアプローチがあるとしたうえで，地域のレジリエンスにおける 6 つの基盤を示している[3]．

(1) 人々(people)

　地域は人と人の関係で成り立っている．地域のレジリエンスを築くためには，政治主導でもビジネス主導でもなく，積極的に地域にかかわろうとする人々が協働することが必要である．このような人々が地域のレジリエンスを構築する原動力となる．

(2) システム思考(systems thinking)

　目の前の危機や逆境はさまざまな要因が絡み合い複雑である．1 つの要因がそのまま危機や逆境に直結しているわけではない．目の前の問題にばかり目を向けるのではなく，危機や逆境の背景にある文脈や逆境の全体像を理解しようとする思考が重要である．逆境の全体像をつかむことによって，逆境の解釈(意味づけ)が変わり，逆境が地域に及ぼす影響とその対応がみえてくる．

(3) 適応力(adaptability)

　適応力とは，絶えず変化する環境や逆境に対応する力のことである．人は失敗や成功の経験から学び，それを次の逆境に活かすことができるが，地域では，個人のように過去の逆境からの経験を活かすことがまだ十分ではないとされている．

(4) 変容力(transformability)

　地域が環境の変化や逆境への適応が間に合わない場合や，地域の柔軟性が少ない場合，単に適応するだけでは対処できないほど大きな逆境である場合には，地域の強みや資源，考え方や行動パターンなどを大きく変える力や転換する力が必要となる．

(5) 持続可能性(sustainability)

　持続可能であることはレジリエンスの目標であり，地域のレジリエンスを築く過程で有益(有用)な道しるべとなる考え方である．たとえば，水のきれいな場所に棲む蛍が生息し続けられるようにすることを考えたとき，川の水質保全をするためには，川の周辺地域の住民や行政，下水処理の会社などの理解と協力が必要となる．さらに蛍を守るための住民，行政，会社の新しい取り組みは，その地域に新たな産業(新しい下水処理技術と雇用)を生み出す．そして蛍の名所が保全されれば，それは観光資源になり，やがて地域が豊かになることで，その地域は持続することができる．

　危機や逆境に対応するための人的資源と社会的資源は互いに関係し合うが，時に両者の価値が対立することもある．価値が対立する状況で対応策を検討する場合，持続可能性の視点から対応策をとらえることが必要である．一過性(1つの側面)には効果があるようにみえる対応策よりも，多様な視点(多様な側面)や長期的な視点から対応策を考えることが重要であり，それはその地域が継続すること(レジリエンス)につながるのである．

(6) 勇気(courage)

　地域に生じる危機や逆境に対応するには，知識や技術だけでなく，数多くの人々の連携する力が求められる．そこには地域一丸となって危機や逆境に立ち向かおうという動機づけと，地域住民一人ひとりの熱意をもった挑戦があり，人々の希望だけでなく恐れの気持ちも含まれる．その恐れの気持ちを越える勇気をもつことは難しいが，地域のレジリエンスは社会的に築かれるものであるため，個人と地域が一体となって勇気を育むことが必要になる．

　この6つの基盤をみると，地域のレジリエンスの源は一人ひとりの人間(住民)であることがわかる．
　また，(2)のシステム思考は看護師が自然に使っている思考ではないだろうか．たとえば，電気・ガス・水道などのインフラが脆弱な地域では，イン

フラ単独でみると自然災害からの復興は遅れがちである．しかし，住民同士のつながりがある地域では自主的に水を補給したりカセットコンロのシェアなどにより，その地域の人々の生命が守られることもある．このように一見，関係がないようにみえる要素は実は絡み合っているのである．そのことを看護師は日々の実践（例：退院支援など）で気づくことが多く，システム思考が身につきやすい状況にある．

　また地域が直面している課題を解決できたとしても，次の課題にうまく適応できるとは限らない．自然災害に適応できた地域が貧困家庭の増加に適応できるかどうかは未知数である．次の課題に立ち向かうために，地域はさまざまな資源やシステムを変容（転換）させることになる．ある地域で編み出した知恵は，同じような課題に苦しむ別の地域で活用できるかもしれない．たとえば行政のウェブサイトなどで介護予防のモデル例や成功事例を紹介しているが，この取り組みを実際に自分の地域に使ってみて適用できるものもあれば，自らの地域に応じてアレンジ（転換）が必要なこともある．

　最後に，地域のレジリエンスには個人のレジリエンスにはない(5)持続可能性と(6)勇気がある．同じ世代が集まると考え方や価値観が似てしまうことがあり，課題のとらえ方もアイデアも類似したものになる．したがって，さまざまな世代間で互いにコミュニケーションをとることにより，多様な価値やアイデアが生み出され，自分の地域が持続する可能性を高める必要がある．地域のレジリエンスは「人」であり，その「人」は単に地域に暮らす人ではなく，地域の困難な課題に立ち向かう責任と勇気をもっていることが前提となる．この責任と勇気をもつ人々が増えるためには，一人ひとりが，日頃から地域とゆるやかなネットワークを通してつながり，地域の問題，たとえば貧困家庭の子どもが学習で困っている現状や，認知症の高齢者の徘徊が増えて困っている現状などに敏感になることが必要である．それらの現状は課題となり，やがて地域にとっての逆境となる可能性がある．まずは，身近なところから課題を見つけ，早めに対応することが地域のレジリエンスにつながる．

3 地域のレジリエンスを高める工夫

　現在の行政サービスだけでは生活支援サービスを十分に行き渡らせるには限界がある．そこで行政はボランティア，NPO，民間企業，社会福祉法人などの多様な事業主体による，重層的な生活支援サービスの提供体制を構築する支援を打ち出している．たとえば，介護支援ボランティアポイントなどを組み込んだ地域の自助・互助の優れた取り組みを全国展開したり，「生涯現役コーディネーター（仮称）」の配置や協議団体の設置などである．これらは高齢者の在宅生活に焦点をあてたものであり，これからの時代は個人，家族がサービスの受け手としてだけではなく，社会参加を通して自助・互助の役割を発揮することが期待されている．このことは，個人や家族が地域にかかわり，役割を発揮するなかで知恵や文化を生み出していくことから，地域のレジリエンスを高めること（地域の維持）につながると考えられる．

　行政サービスとは異なる多様な事業活動の例として，地域のケアづくりを支援するコミュニティデザインがある．コミュニティデザインに携わっている山崎は，阪神・淡路大震災での支援の経験からコミュニティの力に気づき，建築設計事務所を経て，2005 年から，地域の課題を地域に住む人たち自身が解決するのを手助けするコミュニティデザインを展開するようになっ

た．山崎(2019)は，コミュニティデザインを「地域の人たちとともに地域の未来をデザインする行為である」[4]と説明している．山崎は 2014 年ごろより医療や福祉分野からの問い合わせが多くなった理由として「地域包括ケアの流れがあった」と述べている．これは，ケアが施設福祉から在宅や地域へと拡大するなかで，地域におけるコミュニティづくりや町づくりと，医療・福祉の折り合いについて多くの地域が悩んでいたことを示している．

　今後，コミュニティデザインの専門家と看護職，地域住民が協働し，自分の地域を生活，医療，福祉，防災がデザインされた地域につくり変えることにより，個人のレジリエンスと地域のレジリエンスは相乗的に発展することが期待できる．

　地域で看護職が自主的，創造的に活動している事例も多くある．これらの活動が将来どのような形で継続され，発展していくのか，それは今後の看護職一人ひとりの知恵と行動力，社会全体を見渡す俯瞰力，ネットワークを築く力にかかっていると思われる．

4 ｜ 看護職は地域のレジリエンスを支援するために何ができるのか

　地域のレジリエンスに最も貢献しやすい看護職は，勤務場所が自宅と近接している看護師や，地域の訪問看護師であろう．彼らは訪問先の利用者・通院患者・入院患者と同じ地域に暮らし，地域の人的・物的な資源についても熟知している．ローカルな話も共有でき，利用者と家族にとっても身近な存在である．地域のスーパーマーケットで看護師と利用者・患者が出会ったり，時に子どもや孫の運動会で出会ったりもする．地域に暮らす人にとって看護師は地域の資源であり，自分たちを支えてくれる存在であると同時に自分たちが守り支えなければならない対象でもあると感じている．

　一方，勤務地と自宅が離れている看護師にとって地域とは，自宅のある地域を指すことが多いのではないだろうか．この場合，看護師は勤務外の時間には一人の住民として地域に暮らしている．自身の住む地域が一体どのよう

な地域なのかを知っているだろうか．もし，そこで家族とともに被災したら，もし，そこで高齢の親を介護することになったら，もし，自分が病気やけがで療養することになったとしたら，もし，近隣の独居高齢者が体調を崩していたら，もし，近隣にがんで配偶者を亡くしてうつ状態になっている女性がいたら，もし，育児で疲れている母親がいたら…と考えると，今の自分が看護師としてできることには限界があるかもしれない．しかし，こういうことは必ずあるはずだ．このことは先の6つの基盤すべてにかかわっているが，特に地域において私たちに求められていることは，その時々に，看護師としての役割と立場から実践する**勇気**ではないだろうか．

5 | 事例からみるレジリエンスとケア――患者の「うちに帰りたい」という願いから紐解く

　次に紹介する事例は，災害から復興した地域でエンド・オブ・ライフ期（終末期）をその人らしく最期まで生き抜いた患者のストーリーである．かつては，自宅で療養できないエンド・オブ・ライフ期の患者は，病院か施設で過ごすという考え方であったが，現在は，地域でさまざまな病期の人が療養生活を送っている．個人のレジリエンスと地域レジリエンスがどのようにかかわり合い，作用し合っていたのかを紐解いていく．

1 | 事例紹介

　佑さん（仮名）は72歳の男性．60歳で糖尿病を発症し，内服薬で血糖コントロールをしている．家族は74歳の妻，息子夫婦（息子48歳，その妻46歳）と5歳の孫の5人暮らしである（図4）．

　患者や家族とかかわっている医療介護従事者は，Aクリニックの医師（主治医）と看護師，B病院の担当看護師と担当医師，ケアマネジャー，C訪問看護ステーションの看護師，D訪問看護ステーションの看護師の6名である．

また，佑さんには友人や同業者の仲間が近隣に住んでおり，普段から交流がある．

2 | 患者の背景

(1) 居住エリアの紹介

佑さんは(2020年現在)，人口2万人で高齢化率が30％の市の桜地区(仮)に居住している．この地域は，25年前の1995年の阪神・淡路大震災から復興を遂げ，現在は住民の5割以上が震災後に転入してきた人たちである．佑さんの自宅から最寄りの駅までには，複合商業施設，二次救急病院と公民館があり，駅から少し離れると，住宅地がほとんどで，そのなかに小規模店舗や診療所が点在している．

(2) これまでの暮らし

佑さんは20代で結婚し，この町に引っ越してきた．

この町に来てからの50年間，電器屋を夫婦で営んできた．大震災のときには，自宅は半壊，電気・ガス・水道のライフラインも寸断されたため，避難所である桜中学校で1か月間生活した．そこで出会った町内の住民や自治会長とともに，町の復興を目指し活動してきた．また，「まちの電器屋」を看

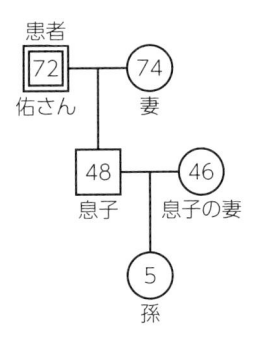

図4　患者の家族系統図

板として，自宅兼店舗を改装し，特に高齢者の希望や困りごとに細やかに応えながら仕事をしてきた．小学校や中学校が開催する地域住民との交流イベントにも積極的に参加し，年に一度「震災の語り部」として話をしている．しかし，64歳を過ぎた頃から体力が低下して，仕事は息子にすべて任せるようになった．

妻は桜地区の出身で，夫の仕事を手伝いながら婦人会の活動にも参加している．息子も桜地区の出身で，大学卒業後は一般企業に勤めたが，現在は家業を継いでいる．息子の妻はPTAで知り合った地域のママ友だちとともに仕事と子育てを両立している．息子夫婦とその孫は佑さん夫婦と同居している．

3 健康状態

佑さんは60歳で糖尿病を発症して以降，定期的にAクリニックに通いながら，内服薬で血糖コントロールをしている．発病以降，毎食，妻の工夫した食事をとってきた．しかし，若い頃から続けている仕事仲間や友人との昼食後の間食，夕食前のビール（350 mL），夕食時の日本酒1.5合，夕食後のデザートを食べるという習慣は変えることができず，血糖コントロールは必ずしもよくなかった．

(1) 身体状況の悪化

72歳の誕生日を迎えたある日，肺炎を発症し，Aクリニックを受診した．数回の通院後，肺炎は寛解したが，右上腹部痛が出現したためCT検査を受けたところ，ステージⅢ期の胆管がんが発見された．外科的アプローチが可能なステージだったため，B病院で切除手術を受け，術後のECOGのPS（Performance Status）は3，つまり限られた身のまわりのことしかできず，日中の半分以上の時間をベッドで過ごしている状態であった．

その後，全身状態が悪化し，肺合併症と肝不全がみられたため集中治療室での受療となった．10日間にわたる集中治療の後，一般病棟に移ったが，

容態は徐々に悪化し，回復の望めない状況であった．妻は毎日のように佑さんの付き添いをしていた．

(2) 家族の思い

　一般病棟に移ってから数日後，妻は B 病院の担当看護師に，「（私が）話しかけるたびに，少しだけ目を開けて，いつも何か言いたそうな表情をするんです」と言い，その顔を見るたびに，「この人は家に帰りたいのかな…」という気持ちが込み上げてくるということであった．そして，「この人が助からないなら，家に連れて帰ってあげたい」と話した．

　この話を聞いて，B 病院の担当看護師は，妻と息子夫婦が「家族として，これからをどのように考えるか」を話し合い，気持ちを共有する必要性を感じ，その機会を設けることにした．

　そして翌日，妻と息子夫婦が B 病院を訪れた．看護師は，佑さんを自宅に連れて帰ることの難しさについて，2 つのことを伝えた．1 つ目は，容態が非常に悪いため，病院から自宅までの移動車中での死亡のリスクがあること，2 つ目は，家に帰ってからも佑さんには体位変換，呼吸管理，排泄管理，吸引を 1 日に複数回行う必要があり，それらを家族が担うことになることであった．

　看護師が説明を終えると，妻と息子夫婦は「家で過ごさせてあげたい．介護は大変であってもやるしかない」と述べた．そこで看護師は，在宅での看護を引き受けてくれる訪問看護ステーションをすぐに探すことを伝えた．そのとき，自宅での介護目標が，「佑さんが自宅で家族に見守られながら残された時間を過ごすこと」に決まった．

(3) B 病院担当看護師の働きかけ

　B 病院の担当看護師は C 訪問看護ステーションに電話で連絡をした．その理由は，C 訪問看護ステーションが日頃から，退院の予定がある患者の連絡を受けたら，すぐに患者の様子の確認や，病棟看護師との連絡調整を行ってくれるからである．B 病院の看護師は C 訪問看護ステーションの看護師

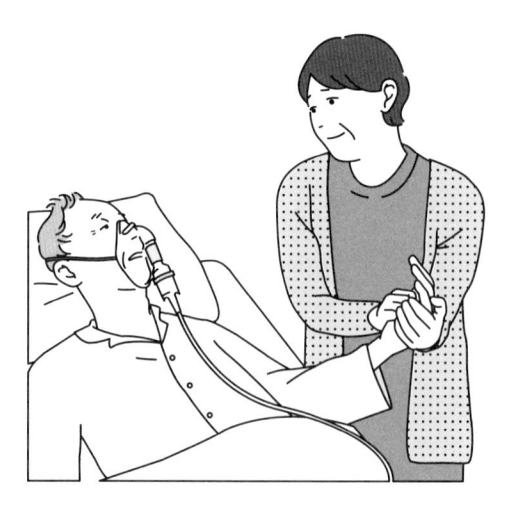

に佑さんの容態を報告し，退院目的と受け入れの可能性について相談した．同時に，B病院の担当看護師は，Aクリニックにも佑さんの退院と家族の意向を伝えた．

(4) 佑さんの思いの表出

　翌日，Aクリニックの主治医と看護師は，佑さんとB病院の医師および看護師に会いに来た．佑さんは，気管切開のうえ人工呼吸器，心電図モニター，数台の輸液ポンプ，シリンジポンプが装着され，尿道カテーテル，創部からのドレーンチューブを留置していた．

　B病院の担当看護師が，「佑さん．Aクリニックの先生が会いに来ましたよ」と声をかけると，佑さんは目を見開いた．さらに佑さんは，Aクリニックの医師とB病院の医師が話す様子を，目を大きくして追い続けていた．

　Aクリニックの看護師が，佑さんの手を握り「佑さん．お久しぶりです．わかりますか？」と尋ねると，佑さんはしっかりと看護師を見つめた．さらに看護師が「佑さん．お家に帰りますか？」と尋ねると，握った手を強く握り返し，大きくうなずいた．Aクリニックの看護師が佑さんの手を握りながら，「帰ろうか．帰ろう」と言うと，佑さんは再度うなずいた．この瞬間，こ

の場にいた看護師と医師の全員が「佑さんを連れて帰りたい．連れて帰ろう！」と強く感じた．

(5) 退院調整

　B 病院の担当看護師は，在宅介護に向けて家族と専門職によるカンファレンスを開催した．出席者は，妻と息子夫婦，A クリニックの医師と看護師，C 訪問看護ステーションの看護師，ケアマネジャーであった．カンファレンスの結果，2 つの訪問看護ステーションで対応する必要性がわかり，C 訪問看護ステーションに加えて D 訪問看護ステーションにも訪問看護を依頼することになり，本人と家族への支援が十分に行える体制が整った．

　複数の訪問看護ステーションがかかわることにより，マンパワーとスキルが格段に上がるものの，互いに情報共有と調整の必要があることから，それぞれの訪問看護ステーションのシフトと今後の起こりうる不具合などを具体的に確認し，双方が常に補完し合えるように支援体制が整えられた．

(6) 佑さんの帰宅後の生活

　その 3 日後に，佑さんは B 病院の医師が同乗する介護タクシーで自宅に帰ってきた．帰宅後は，訪問看護師が自宅を訪れた際，家族とともに清拭や足浴を行った．すると食事も少ないながらも，口から食べることができるようになった．

　さらに 3 週間後には，近隣の友人や同業者の仲間が訪ねて来るようになった．訪問看護ステーションの看護師が同席するなか，佑さんは昔からの親しい友人たちと大好きなお酒をほんの少しだけ飲むことができた．佑さんは，闘病経験や自宅で“過ごしきる”ことの嬉しさと可能性を，訪ねてきた友人たちに話し，将来はこの経験を小学校や中学校でも話してみたいと語った．

　そして，佑さんは残された時間を，家族とともに食事をしたり，何気ない会話を楽しんだりしながら落ち着いて過ごすことができた．

4 レジリエンスの読み解き

(1) 逆境

　手術と入院を要する疾患と，その後の容態の悪化は，佑さん自身とその家族にとっての大きな逆境となった．

(2) 佑さんを取り巻く地域レジリエンス

　桜地区は，佑さんにとって生まれ育った地域ではないが，結婚を機に引っ越してきてから50年もの間，子育てと仕事といった生活の場であり，震災後の地域復興を担ってきた場所である．したがって，桜地区は佑さんのアイデンティティの一部といえる．

　この佑さんの事例をもとに地域のレジリエンス(Suárez-Ojeda, 2003)を考えてみよう．

　地域に対する自尊感情は十分にあったといえる．というのも，佑さんにとって桜地区は長年の仕事のフィールドであり，震災復興を地域住民と力を

合わせて進めた場である．それが基盤となり，地域住民と震災の語り継ぎを担い，地域の歴史を知り伝えるプライドと満足感につながった．

　また，佑さんは，20 代で移り住んだこの土地で人生の大半を過ごし，子育てと仕事を経験し，人間関係を醸成してきた．震災時には，地域の人々とともに，町の復興を目指した活動に邁進し，町内の住民の状況をつぶさにとらえながら，仕事を通して自分ができることを丁寧に実践してきた．被災という逆境はそれまでの生活で培ってきた「自分の地域」という感覚と「この地域で自分ができることは何か」を顕在化させ，住民の一人としてのアイデンティティを発揮させることとなった（**文化的なアイデンティティ**）．

　佑さんの活動を支えたのは，昔から安全で安心な地域であり（**良好な統治**），災害からの再建や復興にともに力を注いでくれる仲間がいたことと，「何かあっても何とかなる」という希望をもてる**スピリチュアリティ**であったことが伺える．

　佑さんは手術後，数々のケアが必要となったために，「うちに帰りたい．暮らしてきた町，自分の居場所に戻りたい」という本音を家族に直接伝えにくい状況であった．しかし，医療職の支えという環境（外的要因）を得たことで，退院し自宅に戻ることができた．これは，佑さんには「うちに帰る」という決定に至る基盤が時間をかけて十分に醸成されてきた結果といえる．

(3) 医療職の地域レジリエンス

　B 病院と C 訪問看護ステーションのこれまでの関係は，「何かあれば相談し合う」といった顔見知り程度の緩い紐帯であった．しかし佑さんの支援をきっかけに，個人とその家族の困難な状況を支えるため協働することにより，「知った顔（施設）」（緩い紐帯）から強靭なつながりへと変化し，確実な医療支援を実行するに至った．これは，病院と訪問看護ステーションによって強化された「地域のレジリエンス」といえる．

　この事例を，医療職からみた地域のレジリエンスにおける 6 つの基盤（p63〜64 参照）から考えてみたい[5]．

- 人々

　この事例における**人々**とは，患者（佑さん）とその家族，直接患者にかかわっていた医療職である．その医療職が，患者とその家族の希望とよりよい生活のために，協働の輪を広げ，今できることをそれぞれが能動的に思案し，歩調を合わせて支援を行うことで患者の願いが実現された．

- システム思考

　医療職が患者の救命と今の入院生活だけでなく，これから先の患者と家族の生活も含めて全体像としてとらえたことである．患者と家族の希望を形にするために，在宅療養へのスムーズな移行と，患者と家族が日々安心できる医療体制を考え，実際に稼働させたことである．そして，それぞれの役割を明確にして，相互の行動を確認し，安定した在宅療養のためのケアを行い，評価を共有しながら支援を展開できたことと考えられる．

- 適応力

　患者と家族の状態が常に変化するなかで，患者の身体的状態と，患者および家族の心理状態を具体的に把握し，確実な判断につなげることができた．医療職が患者と家族と綿密にかかわることを基本にしながら，医療職者間の新たな連携と支援のあり方を生み出したといえる．

- 変容力（転換能力）

　今回は，医療職の連携体制が迅速かつ柔軟に立ち上がっていた．今後，地域のネットワークの拡大とともにさらなる変容や転換の力が発揮されると考えられる．

- 持続可能性

　この事例における医療職や施設間の連携の変化は，地域内の各施設が相互に協力しながら地域の保健・医療・福祉を維持する関係ともいえ，今後の新たなケースにも活かされると期待できる．さらに，同じ地域の病院や訪問看護ステーションの活動のモデルともなるだろう．地域住民の有益と安心につながる連携が持続可能なモデルとして機能するようになると考えられる．

- 勇気

　この事例における**勇気**は，各施設の医療職一人ひとりが，患者・家族がと

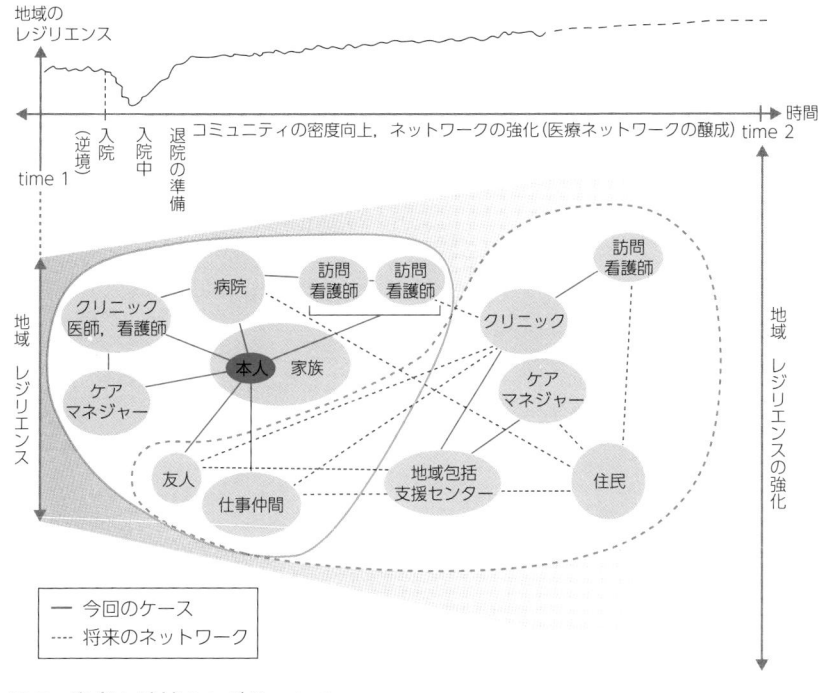

図 5　患者と地域のレジリエンス

もに課題に立ち向かう意思をもち，当初の困難感から希望を育む熱意を途絶えさせず，真摯に責任を引き受けたことであろう．

　この事例では，患者の状態が在宅介護に移行するにはハードルが高いことから，当初は病院とクリニックと訪問看護ステーションが密に連携する必要がない状況にあった．しかし，在宅での介護(医療)に向けて，常に変化する患者のニーズに対応するべく，各施設の強みを活かしながら柔軟に連携していった．これは，医療の地域レジリエンスが強化されたといえる．また，この医療の地域レジリエンスが強化されたことにより，「患者と願い(目標)をともにして動こう」という思いを医療職同士が共有でき，結果的に個人と家族のレジリエンスを引き上げたと考えられる(図 5)．

(4) 本人・家族・医療介護従事者・住民の地域包括ケアシステム

　この事例にみるように，個人と家族，地域の医療職が普段の緩い紐帯で在宅療養をスタートしたにもかかわらず，患者，家族が確実にエンパワーされ，レジリエンスを獲得していった様子は，地域包括ケアシステムそのものであると考えられる．

　患者は糖尿病をもちながら療養を続けていた個人・家族の「自助」の段階から，ある日を境に，医療と介護保険の社会保障制度＝「共助」を受けることになり，病院や訪問看護ステーションの支援といった「公助」を受けて自宅に帰ってきた．このように聞くと，佑さんの事例は，成功した退院支援の一事例のようにも理解できるが，そこには個人・家族・地域のレジリエンスが相互にかかわり合い発揮された結果，個人，家族，地域が成長した事例であると理解することができる．そして，佑さん（個人）が自身の入院から在宅療養までの経験を，小・中学生（次世代）へと伝えたいと述べたことは，彼の人生の積み重ねと自助から公助までの一連があってこその「家に帰りたいという希望」であると考えられる．

　つまり佑さんの友人や同業者も，時間を共有するだけでなく，医療が必須であっても地域にある資源を得て，支援を受けながら住み慣れた自宅で過ごす佑さんの姿を目の当たりにすることで，彼ら自身も医療を含めた地域の力を感じたであろう．それにより，彼らも地域に対するプライドや満足感，信頼感を得て，さらにこの地域のレジリエンスが高まったと考えられる．

　患者の最期を覚悟しながら「自らができること」を模索し協働するなかで，患者本人も家族も，そして医療職も力を発揮し，レジリエンスを獲得していった．この背景にあるのはこれまでの地域包括ケアシステムで推進されていた「最期までその人らしく地域で生きる」という方針が，各施設を動かしやすくしていたことである．以上のことは，図5に示したように個人，家族，地域が時間の経過とともにダイナミックにかかわり合い変化（変容）していくことにより，結果的に地域のレジリエンスが強化されたと考えられる．

文献

1）Suárez-Ojeda, E. N. & Autler, L.（2003）：Community Resilience. A social approach, Grotberg, H. ed：Resilience for Today：Gaining Strength from Adversity, pp191-194, Praeger.
2）赤坂憲雄（2012）：3.11 から考える「この国のかたち」──東北学を再建する，p161，新潮社.
3）Lerch, D. ed（2017）：The Community Resilience Reader：Essential Resources for an Era of Upheaval, 2nd ed, pp17-33, Island Press.
4）山崎亮（2019）：ケアするまちのデザイン　対話で探る超長寿時代のまちづくり，p166，医学書院.
5）前掲書 3），pp9-37.

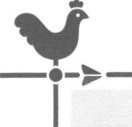

第 **4** 章

組織のレジリエンス

1 組織のレジリエンスと看護職にとっての意味

　大規模な自然災害をはじめ危機的な出来事に出遭ったとき，組織はどのように対処すればよいのだろうか．また，困難な状況下でも組織の日常の機能が維持され，回復に向かうためにはどのようにすればよいのだろうか．これらに対処するには，個々人の努力だけではなく，個人を取り巻く環境，つまり，国や自治体や職場など，個人が所属する組織的な取り組みも必要である．

　レジリエンスは個人の回復力や打たれ強さなどととらえられることが多いが，実は組織にも回復力や打たれ強さというものがある．つまり，社会的な出来事への対応力として，組織のレジリエンスという考え方が適応できる．組織のレジリエンスは，2009 年のリーマン・ショックの影響による世界規模の不況や企業倒産など，破壊的な変化に企業が対処していくための戦略として注目されるようになった．近年は，組織のマネジメント戦略として活用され始めているが，その理由は，組織のレジリエンスが単に危機的な出来事から立ち直る手段としてではなく，大きな変化に備える平時のマネジメントとして重要であることがわかってきたからである．そのマネジメントには，トップマネジャーの人物像や物的・人的資源管理などが含まれ，それらの要素は事業の継続性や発展性のある信頼の高い企業（組織）づくりの指標として

活用されている[1].

　看護職も，常に既存の機能を維持することへの脅威にさらされている組織といえる．たとえば，2020 年に始まった新型コロナウイルスの感染拡大にみられるように，社会で急激に発生した危機に対して，看護職はその最前線での対応を迫られることが多い．そして，そのような危機的状況下においても，日常の活動を継続し続ける必要がある．看護の組織が，災害やパンデミックなど社会で発生する重大な危機（脅威）に柔軟に対応できる組織であることは，国民の暮らしや命を守ることと直接関連している．

　しかし，このような何年かに一度の大きな危機だけが問題になるわけではなく，看護の組織は，科学技術の進歩に伴う医療の変化や診療報酬改定などといった数年ごとの制度改定への対応も求められる．さらに，日常的にも，患者の急変や看護師の急な欠勤など看護現場はストレスフルな変化にあふれており，そのたびに適切な対応が求められる．

　看護管理者には，これら大小さまざまな危機に柔軟に対応できる組織づくりが求められている．そのため，変化に備える平時のマネジメントとしての組織のレジリエンスの概念は，柔軟な対応ができる看護の組織づくりという看護管理活動に活用できると思われる．

　一方で，管理的な立場にない看護職も組織のレジリエンスとは無関係ではない．というのも，組織のレジリエンスは，組織における職員の働きやすさややりがいと大いに関係しているからである．レジリエンスを看護組織に適用してみると，社会の期待に応える看護の組織づくりという課題とともに，一人の看護職としてやりがいを感じながら働くといったことに対する論点が明確になり，解決策がみいだせる可能性がある．

2 ┃ 看護組織にとっての危機とは

　組織のレジリエンスが問われるのは，予測不可能で，破壊・損傷・障害といったダメージを生じさせるような出来事や事象が発生したときである．看護組織のレジリエンスについて考えるにあたっては，まず，看護組織にとっ

てどのような出来事や事象がレジリエンスと関連するのか，いくつかを検討
してみたい．

1 大規模災害

　組織への影響が大きく予測不可能な出来事として，まず挙がるのは自然災
害やテロ事件などの大規模災害である．近年相次ぐ洪水や台風，大地震によ
る被害は，国民の日常生活や経済活動にまで甚大な影響を与えている．新型
コロナウイルスの感染拡大も，急激な感染者の増加によって，通常の医療を
ひっ迫するなど，医療現場に及ぼす影響の大きさという意味では，大規模災
害に相当する危機といえる．看護の組織は，こういった災害時においては，
現場の最前線での活動を期待される組織である．

　このような災害によって自組織が被災した場合，設備や人員が急激に失わ
れ，組織の活動に深刻なダメージを受ける．しかし，医療や看護の組織は，
たとえ自組織がダメージを受けても，被災地域の人々の健康を守るための活
動を継続することが期待される．被災地では，災害によって医療・看護ニー
ズが急激に高まるからである．現場での救命・救護活動はもとより，地域で
生活する人々のこころと身体のケアを考え，健康被害を最小限に抑える対策
を講じる必要がある．このように看護組織が災害によって受ける影響は，単
に自組織に生じるダメージだけではなく，普段以上の，そして急激に高まる
看護ニーズへの対応を迫られるという点からみても大きい．

　また，たとえ自組織が被災していない場合でも，看護組織は，被災地での
医療・看護ニーズに応え，被災地支援を行うための体制を構築し，資源や人
員を派遣する．同時に，自組織の平時の看護サービスを提供し続けることも
求められる．

　このように，大規模災害は，組織が被る顕在的，潜在的なダメージが甚大
なうえに，急激に高まる看護ニーズに速やかに応えることが要求されるとい
う点で，看護組織にとっての重大な脅威であるといえる．

　現代の日本の医療は，人口動態や疾病構造の変化などを受け，従来の医療のあり方から新たな医療提供システムへの転換が国や自治体によってはかられている．このような新たな医療政策や方針は，間接的に，あるいは直接的に看護組織に影響している．

　たとえば，地域包括ケアシステムの導入では，病院の機能分化が行われ，病院には地域連携部門が設置され退院調整看護師が配置されるようになった．これにより，急性期病院における在院日数の短縮化が促進され，看護組織には人員の再配置やより効率的な実践が求められるようになった．また，診療報酬の改定により 2012 年に導入された急性期看護補助体制加算 25 対 1 は，看護補助者の導入促進につながり，看護師と看護補助者の業務分担や両者の協働が新たな課題になっている[2]．

　こういった国家レベルでの医療政策の方針転換は，看護組織の構造や看護提供システム，日々の看護実践に影響を与えるが，どのような方針が示されようとも，看護組織には，安全で適切な看護サービスを提供し続けることが必要であることに変わりはない．組織構造や実践の大きな変化とそれへの対応が伴うことから，医療政策の変更は看護組織に影響する危機といえる．

3 | 医療ニーズの変化

　「健康長寿」といわれるように，近年は単なる長生きだけではなく，高齢になっても足腰が達者で，自立して自分のやりたいことをしながら，最後までいきいきと生活することが老後の目標の 1 つになっている．健康を意識した食事，ライフスタイル，運動など，健康関連産業や活動が盛況である．健康であることは，運命的なものではなく，自ら努力して獲得していくものという意識が人々に浸透しつつあるといえる．

　こういった健康志向の高まりにより，疾病予防や介護予防への関心が高まっている．この国民の期待に応える看護のあり方として，地域・在宅で安

心して健康に暮らしていくことを見通した中長期的ケアを志向する実践が求められている．その1つは，さまざまな職種とより緊密に連携して，一人ひとりの患者のニーズにきめ細かく対応することである．医療現場におけるチーム医療の推進は，今後の医療においてますます重要性が増すものと思われる．チーム医療における看護職は，患者の生活を最も近くで知る職種として，多職種の連携を調整するとともに，患者の権利擁護者としての役割期待が一層高まるものと思われる．

さらに，国民の医療への関心の高まりは，医療現場における安全性への期待をより促進することにつながっている．それは，医療現場におけるリスクマネジメントの必要性を高めている．

このような医療に対する国民の期待の変化により，看護職には，人々の健康的な暮らしを見通した生活者目線での看護実践，そして，より安全で効果的な看護サービスを提供する能力が要求されるようになる．それは，個々の看護師の努力だけではなく，それを培う看護基礎教育や卒後継続教育，医療安全管理，看護実践システムの変更など，時に，看護組織の再編成さえ必要になるような組織的な課題となっている．医療ニーズの変化は，急激で破壊的な変化ではないが，看護組織に柔軟な対応を迫る事象であるといえる．

4 ┃ 看護本来の機能への脅威

これまで述べてきた事象は，看護を取り巻く社会や環境についての目に見える変化である．しかし，看護組織にとっての脅威は，看護師自身が気づかないところにも存在する．

それは，医療の高度化による看護そのものの衰退である．Sandelowski（2004）や川島（2009）は，医療のハイテクノロジー化によって，医師と対等に高度医療機器を駆使するような，人々の目に映りやすい看護師の姿をアピールできたとしても，逆に目に入りにくい看護の本質が失われることを危惧している[3,4]．

現在の医療政策は，病院をますます治療中心の場にしていくものと思われ

る．そのなかで，看護活動に診療の補助業務が占める割合も増えていくだろ
う．そのときに，看護本来の機能である「ケアリング」が維持されうるであろ
うか．看護職による療養場面でのケアリングが崩壊すれば，国民にとっての
不利益であるばかりではなく，看護職としての職業アイデンティティの危機
を招くといえる．

　看護本来の機能を維持するという意味でレジリエンスを考えると，このよ
うな医療現場の変化に呼応する看護活動の変化は，看護組織にとっての危機
といえるだろう．

組織のレジリエンスとは

　澁谷(2020)は，経営学・環境生態学・心理学・保健医療などの諸科学の研
究において，組織レジリエンスがどのように定義されているのかを調査し
た[5]．その結果，組織レジリエンスは，「社会における侵襲的な事象が発生
したり，組織内の混乱が生じるなど，組織に深刻な影響を与える可能性のあ
る出来事が生じた際に，それに応じることのできる組織特性をもち，対応力
を発揮することのできる組織の力」(p35)と定義される．

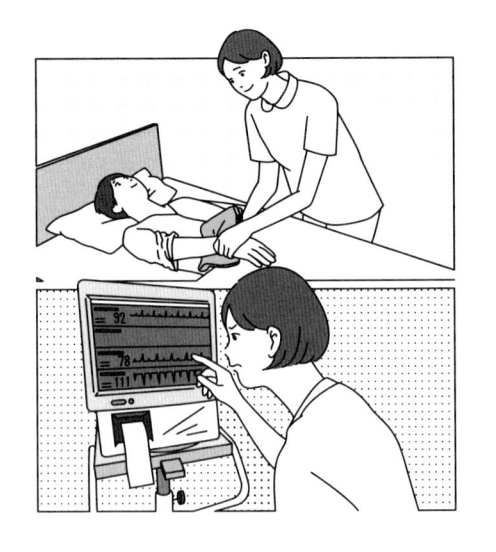

　これまでに実施された組織レジリエンスの研究では，レジリエンスの高い組織の特性や，その組織が危機に際してどのように対応力を発揮したのかが示されている．看護組織は，これらの研究から，レジリエンスの高い組織づくりについての示唆を得ることができる．レジリエンスの高い組織の特性や対応力がどのようなものかについて，以下に詳しく述べる．

1 レジリエンスの高い組織の特性

　レジリエンスの高い組織には，(1)民主的な管理，(2)高いマネジメント力，(3)余力，(4)危機や変化への準備性，(5)優れた人材，(6)心理的安全性，(7)信頼性，(8)柔軟で創造的な文化の 8 つの特性がみられる．

(1) 民主的な管理

　民主的な管理とは，組織の意思決定にスタッフが参加する仕組みがあることや，意思決定プロセスがオープンで，権限が分散されていることなどである．また，民主的な管理によりスタッフの組織へのコミットメント(前向きな関心)が高く，組織の目的や価値が共有されている．たとえば，病院における看護実践のあり方や方向性は通常，看護理念や方針として示される．こういった理念や方針に，ベッドサイドで看護を実践する看護師たちの願いが組み込まれているか，つまり，スタッフの思いや看護への願いをすくい上げて作成された理念や方針であるかが，民主的な管理がなされていることの目安となる．また，理念や方針の作成過程がオープンにされていると，一人ひとりの看護師が病院や看護部の方針を理解し，コミットメントを高めることにもつながる．

　さらに，民主的な管理には，的確に情報共有がなされているなど，透明性が高いことも含まれる．たとえば，病院の収支状況がスタッフに明確に伝えられていることもその 1 つである．経営状態が職員に伝えられ，よいことも悪いことも共有されていることは，一人ひとりの看護師が自分の働く環境を的確に知り，経営に参加したり協力することにつながる．

このような民主的な管理が行われている組織では，スタッフは上司や同僚を信頼し，自組織を正しく理解できるようになる．その理解は，自組織に対する誇りや信頼につながり，いざというときに一致団結して組織のために働くことで，即応性，柔軟性のある対応につながる．

(2) 高いマネジメント力

高いマネジメント力とは，トップマネジャーや経営陣のビジョンが明確で，適切なリーダーシップがとれる状態である．

看護組織では，看護部長が示す看護のビジョンは，日々の看護活動の羅針盤になる．看護部長が看護のビジョンをいかにぶれなく明確に示すことができるかによって，中間管理職やスタッフは日々の実践の目標をもつことができる．また，いざというときにリーダーシップを発揮して指揮をとることができる看護部長の存在は，スタッフの安心感にもつながる．

このようなトップマネジャーのマネジメント力は，組織に影響を与える事象が生じた際にも，職員をいち早く解決行動へと導くことができる．

(3) 余力

余力とは，組織が資源を豊富にもっていることである．資源の豊富さとは，活動に必要な設備や物品があるというだけではなく，いつでも使える状態に適切に管理されていることも含む．たとえば，医療機器は定期的にメンテナンスや滅菌・消毒が行われ，いつでも使用可能な状態に点検整備されていることと，数に余裕があることである．

また，資源は物品だけではなく，マンパワーも含まれる．これは，スタッフの数だけを指しているのではなく，その一人ひとりが緊急事態に応じられるスキルとマインドをもっていることも含まれている．さらに，個人のもつ力だけではなく，スタッフがある程度の余裕をもって普段から働いていることも求められる．日常的に身体的にも精神的にもギリギリの状態で働いているようでは，非常時にそれ以上の要求が発生した際に，スタッフに過度の負担を強いることになり組織は破綻する．

　このような余力のある組織は，組織に生じるダメージへの対応を迫られたとき，とるべき選択肢が多く，それだけ柔軟な対応ができるといえる．

(4) 危機や変化への準備性

　これは，平時から混乱状態を想定した準備や計画が十分に策定されていることである．そのためには，自組織のどういった部分に脆弱性があるかが明確にされたうえで，非常時にそれが拡大しないような，あるいは補い対応できるように，対策や体制などが準備されている必要がある．たとえば，大規模事故が発生した際に，看護組織では救急患者に対応するチームと日常の看護業務を維持するチームが必要になる．それがすぐに役割分担できる，事故に巻き込まれたりその影響で出勤できない看護師の交代要員をすぐに確保できるなどの仕組みである．このような仕組みは，日常の小さなネガティブイベント（例：重症患者の増加，欠勤者の増加など）への対応における成功体験，失敗体験が適切なリフレクションを経て洗練された結果，生まれるものである．レジリエンスの高い組織では，そういった積み重ねと体制の洗練化によって，うまくいく「やり方」が日常のルーティンに組み込まれる．システムや体制が日々更新されていることで，予期できない脅威にも対応できる力をつけていく．

(5) 優れた人材

　これは，組織の人材の知識やスキル，創造力の高さを意味する．**創造力**とは，組織内にすでにある慣習や自明視されている事柄を疑ってみる思考や，過去の経験を柔軟に活用する姿勢・態度などである．このような創造力は，過去の経験と科学的な思考を合わせて，豊富な情報をもとに適切解を導く際に発揮される力であり，それを発揮する姿勢や態度は**知恵の態度**（attitude of wisdom）と呼ばれている[6]．看護では，**経験知**や**実践知**といった言葉で説明されうる（**コラム3**）．このような知恵の態度や実践知といった優れた能力は，経験を積んだ一部の実践者にのみ備わっているものとは限らない．また，経験を積めば誰でも獲得できる能力でもない．このような能力は，日々

経験を活用して回復・成長する資源
──知恵の態度

　経営学領域に，attitude of wisdom という言葉がある．直訳すると「知恵の態度」である．看護の世界において，これに近い用語を挙げるとすると，経験知とか実践知ではないかと思う．しかし，これらとは若干意味が異なり，知恵の態度には「信じる」という意味が含まれている．

　知恵の態度について，Wicker ら（2013）は，興味深い事例を紹介している．それは，ナスカピ・インディアンの占いによる狩り場決定の過程である．彼らは，地元でカリブーと呼ばれる動物の骨を割れるまで火の上において，亀裂が指す方向に狩りに出かける．この占いの儀式は，狩り場が一部に偏らず分散するので，資源の限られた地域での過剰な狩りを抑制して資源を保護する機能を果たしているという．この占いを詳しく観察すると，正真正銘の神懸り的なもの，運命的なものだけではないことがわかってきた．亀裂の意味を解釈し，最終的な狩り場を告げるのは占い師であるが，その意思決定には，占い師の過去の経験が組み込まれている．だからこそ，狩り場が分散されてきたのだ．

　占いによる狩り場決定においては，このナスカピ・インディアンの組織メンバーが占い師を信頼していることが重要なポイントである．占い師による最終的な決断に組織メンバーが絶対的に従う．そして，たとえ狩りが満足のいく結果に終わらずとも，そこに不平や不満が生じることがない．このような組織であることが，ナスカピ・インディアンが動物と共存し，生き残ってきた理由であるという．知恵の態度とは，占い師のなかにだけあるのではなく，リーダーが下す決断を組織内で信じ実行するという組織の賢明な意思決定過程を表しているのである．

　筆者は，ナスカピ・インディアンの事例を読んだ際に，東日本大震災時の福島原発事故で指揮をとった吉田昌郎氏が浮かんだ．彼は，津波による全電源喪失という原子炉ではあってはならない事態に，首相官邸や東京電力上層部の命令を振り切って，海水注入を断行した．その結果，チェルノブイリ事故の数十倍ともいわれる大規模な原子力事故の発生を

まぬがれ，日本を崩壊の危機から救ったといわれる．この背景には，吉田氏の判断を信じ，決死の覚悟で現場に飛び込んだ部下がいた．彼らは大爆発に備えた耐火防護服に身を包み空気ボンベを背負って何度も現場に入った．この吉田氏の判断には，原子力にかかわる科学的知識とともに発電所で培った経験をもとにした「これしかない」という決断，そして，部下を一緒に死んでくれる仲間と信じ，任せる気持ちがあったという．

　高度に情報化した先進国に暮らす私たちは，科学的な分析結果や正確な数値に安心感を抱く．ナスカピ・インディアンのように占いが重大な意思決定の指標になることはまずないだろう．しかし，唐突に起きた緊急事態では，分析にかける時間がない．そのとき，私たちは何を頼りに自らの行動を決めるのだろうか．現在の私たちの社会において占い師の代わりになる存在は，組織のリーダーといえるだろう．緊急事態において，リーダーが下す判断をメンバーが信じ，いち早く行動に移すこと，つまり組織における知恵の態度が組織の運命を変えるのである．

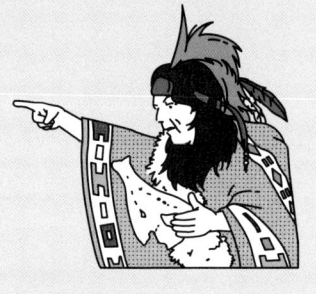

文献

・Wicker. P., Filo. K., & Cuskelly. G(2013)：Organizational Resilience of Community Sport Clubs Impacted by Natural Disasters, Journal of Sport Management 27(6), 510-525.

の実践において，常にそれをよりよくしようとする思考から培われる．日常の実践を習慣的に繰り返すだけの組織やそのメンバーにはない能力である．

　看護組織では，日々の実践の多くがルーティン化，マニュアル化されている．それがリスク管理上必要な場合もあるし，そのことで，実践の質の担保につながるという考え方もある．しかし，そのルーティンやマニュアルに頼り，思考しないスタッフ，自ら考えようとしないスタッフが増えることは，組織が大きなリスクに見舞われた際の重大な欠陥になる．

　また，**優れた人材**とは，楽観的な展望をもち，個人的なリスクをいとわず引き受けるなど，積極的にかかわる前向きなスタンスをもっているという意味も含まれる．このような人は，常にクリティカルに思考し行動する．目先の影響だけではなく，一歩先を見通して行動し，楽観的な展望をもつことができる．リスクを適切に判断し，対処する見通しをもてるので，周りからはリスクにみえることでも進んで引き受けられるのである．こういった人材が多い組織は，非常時にも落ち着いた対応ができ，通常業務を維持しながら事態に対処していくことができる．

(6) 心理的安全性

　心理的安全性とは，スタッフが安心して日々の業務を遂行できる環境ということであり，平たくいうと人間関係がよいということである．このような組織では，誰もが安心して発言することができ，そのことが大きな損失や事故などの発生を未然に防いだり，組織への負の影響を最小限にすることにつながる．

　たとえば，間違いや失敗をした際，それをオープンにできる雰囲気があれば，すぐに問題が明確になり対処がなされる．また，それによって当事者が責められたり，責任を追及されたりすることなく，実践のシステムや管理上の問題として扱われる．また，心理的に安全な組織では，地位や立場に関係なく誰もが自由に意見を述べることができる．そういう自由な雰囲気は，スタッフの安心感につながり，スタッフ自身がもつ本来の力を十分に発揮することができる．それは，互いに教え，教えられる，ともに学び合う組織をつ

くることになる．特に，新人や若手看護師にとっては，疑問やわからないことを先輩に質問しやすくなり，優秀な人材を短期間で育てることにつながる．

　したがって，心理的安全性のある組織では，スタッフの幸福感が高く，定着率が高いため，優れた人材が豊富に存在する傾向にある．このような組織は，非常時でも，職員同士が相談し助け合いながら個々の職員が自分のもつ力に応じた活動を行うことで，問題を解決することができるといえる．

(7) 信頼性

　信頼性とは，組織内部・外部からの評判がよいということである．それは，危機的な出来事からの回復や対処に対して，組織が得ている信頼を意味する．組織外部からの評判がよい組織は，非常時には支援を受けやすくなる．また，組織内部からの信頼は，職員による協働力の発揮につながる．このような組織は，たとえ組織にとって不都合な事態が生じても，それが開示され，その対処方法や回復過程がオープンにされていることによって，さらに信頼が高まる．また，信頼性の高い組織は，そういった組織で働くスタッフの士気や誇りを高め，それが優れた人材を定着させることにつながる．

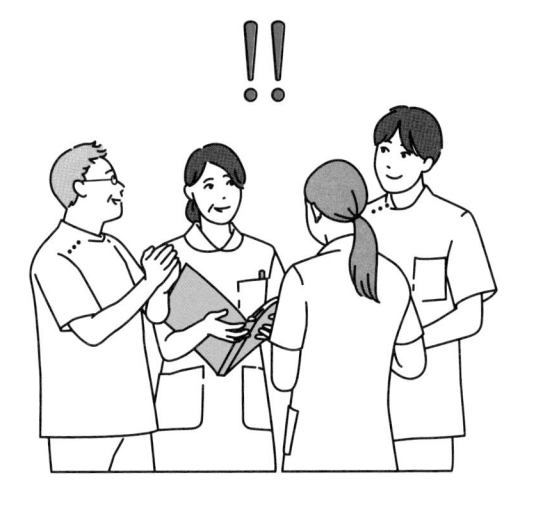

(8) 柔軟で創造的な文化

　創造性のある優れた人材が豊富で，心理的安全性の確保された組織においては，**柔軟で創造的な文化**が形成される．このような組織は，組織に影響のある出来事が起こった際に，その出来事に応じて，やり方やシステムを柔軟に変えることができ，新しいシステムにスタッフが順応するのも早い．また，このような組織は，常に何かが生まれる組織でもある．スタッフは，新しいことに挑戦したり，生み出したりする意欲をもち，革新的でもある．これは大きなイベントを企画したり，技術・方法を発明するということを意味するわけではない．たとえば，日常的な看護業務におけるちょっとした不都合を見逃さずに誰にとっても使い勝手がよいように少し変えるといったことも含まれる．こういった実践の積み重ねは，職員の「変わること」への抵抗感を減らし，危機や変化への準備性につながる．

2 レジリエンスの高い組織がもつ対応力

　対応力とは，組織が何らかの脅威にさらされた際に，発揮される組織の力である．レジリエンスの高い組織が発揮する対応力には，(1)アセスメント力，(2)即応力，(3)適応力，(4)維持力，(5)協働力，(6)回復力の6つがあり，これらを使って危機や脅威を乗り越えていくのである．

(1) アセスメント力

　アセスメント力とは，組織内外で発生している事象が組織の機能にどのような変化を及ぼすかを的確に解釈，予測し，組織への影響，特に組織に起こる混乱がどのようなものになるのかを正確に把握する力である．組織内外の状況を的確にアセスメントできると，組織への悪影響を最小限に抑えるような戦略を練ることができ，組織がもつ目標に沿う解決策を探索できる．

(2) 即応力

　即応力は，重大な出来事が発生したときに，その出来事が組織を破壊的な状況に追い込むかどうかを推測し，それに応じた迅速な行動をとることで大きなダメージを回避する能力を指す．即応力には，最も深刻な現場から一時的に退避することも含まれる．さらに，その対応方法は，事態の推移が不確実な状況下にあっても，手元の資源や道具を集めて，現状に適した方法で即興的に可能な限りの対応をすること，あるいは既存の慣例にとらわれない柔軟な対処行動をとるといった特徴がある．このような即興的で可能な限りの対応をすることはブリコラージュ (bricolage)[注] ともいわれる[7]（**コラム 4**）．これを備えた組織は，日常の小さなトラブルにおいて，組織の活動が適正に行われるように，また組織が望ましい状態にあるようにやり方やルール，体制を即座に変更したり組み替えたりすることに慣れている．したがって，混乱状況が発生しても，日常的なよくあるトラブルの一場面として，手元の資源を活用して組織の活動を前進させることができる．

(3) 適応力

　適応力は，危機的な出来事や重大な変化が発生した際に，その変化や影響による組織への衝撃をうまく緩和することである．それは，組織に起こる変化をいかに組織の既存のルーティンやシステムにうまく組み込むかということや，混乱や変化を調整してそのことによってネガティブな状況に陥らないようにすることである．

(4) 維持力

　維持力は，ダメージが生じるような出来事が発生しても組織自体の存続，組織の機能や健全性を維持し続けることである．ここには，危機によって組織に何らかのダメージが発生して欠損が生じても，それを組織のリソース

注）　「そのときに入手可能な資源を使って秩序を作り出す習慣」のこと〔文献 7〕，p149〕

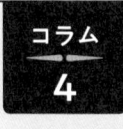

コラム 4　崩壊を回避するための行動
──ブリコラージュ

　あり合わせのものを寄せ集めて何かをつくったり，修繕したり，あるいは誤魔化すという意味を示すフランス語，ブリコレ（bricoler）に由来する言葉がブリコラージュである．文化人類学者のレヴィ＝ストロースが，『野生の思考』(1976)において近代合理主義思考に対抗する未開社会の思考様式の特徴を示す表現として使用した．近代合理主義は，明確な目標を立てて，設計図なり行動戦略を詳細に立案し無駄なく実践されるようにシステム化する．ブリコラージュはこれとは正反対に設計図や計画などはなく，とりあえず手元にあるあり合わせの資源（リソース）を使って，できることをやっていこうとする思考である．

　合理主義は，平時の変動の少ない安定した環境や，同一同質の物を扱ったり生産したりする場合などには適している．しかし，常に変化する環境や先が予測しにくい環境，扱う対象の質が異なる場合などには，ブリコラージュのほうがむしろ合理的に機能するのである．

　組織に大きな変化が起きた際には，合理的思考を中心とした行動規範では対応が遅れる．設計図や行動戦略を作成するといった「石橋をたたいて渡る」的発想では，急激に変化する状況に対応しきれず，渡る前に石橋が崩壊する危険さえある．一方，ブリコラージュ的思考ならば，その時点で入手可能な資源（リソース）を使って，その場限りかもしれないが，そこにある程度の秩序をもたせることで，当面の危機を回避すること，切り抜けることができる．つまり，組織が崩壊に至る前に，とりあえず「渡れるところまで渡る」「簡易な橋をかける」というような発想力と行動力をもって対処することが必要で，やってみると「とりあえずの回避」以上の結果を生み出すこともある．

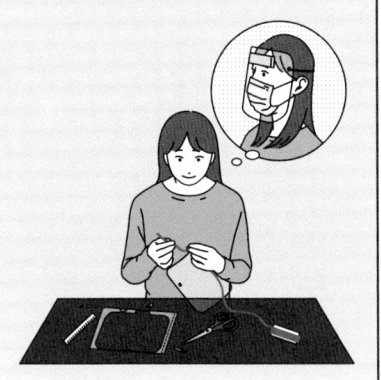

　ブリコラージュに優れた組織では，その組織メンバーは混沌とした状況で日常的に行動しており，そこから秩序を引き出す行動に慣れているという．だからこそ，強いプレッシャーの下でも，「さて，どうしようかな…」と楽観的にさえみえるスタンスで，創造性豊かに行動していくという(Mallak, 1998)．

　考えてみると，看護職はブリコルール(ブリコラージュに優れた人)の集まりといえるだろう．看護職が実践する状況は常に混沌としており，対象は複雑さに満ちている．その状況で看護職は常に**適応力**を発揮し，調整役割を担って，物事を前進させているのである．

　2020 年の新型コロナウイルス感染拡大の緊急事態宣言下においては，個人防護具が急激に不足し，医療従事者に感染が及ぶなどの医療崩壊の危機が生じた．その際にも，いち早く手元にある物品を使って代用品を作成したのは看護職である．また，軽症者の宿泊施設に指定されたホテルをいち早く医療施設に作り替えたのも看護職である．看護職は，真のブリコルールだといえる．

　組織が危機に直面し，メンバーの心拍数が上がる状況下において，確固たる口調で指揮するリーダー像も 1 つとしてあり得る．しかし，強い指示だけではメンバーの緊張が増し，不安を大きくさせることもある．平常心で，むしろユーモアさえもって「やれることからやっていこう」といった楽観的な姿勢のリーダーシップも，よいパフォーマンスを生み出すことを覚えておきたい．ブリコラージュとはそういった思考や戦略を表している．後者のリーダーシップは，看護職が得意とするところではないだろうか．

文献
・クロード・レヴィ＝ストロース(著), 大橋保夫(訳)(1976)：野生の思考, みすず書房.
・Mallak(1998)：Measuring Resilience in Health Care Provider Organization, Health Manpower Management 24(4), 148-152.

（物的，人的な資源）をうまく使って補填することも含まれる．たとえば，組織に欠員が生じた場合でも，スムーズに代替要員が補充され，組織の活動が支障なく継続されることである．

（5）協働力

　協働力とは，組織内において，オープンで効果的なコミュニケーションがあることをベースに，相互に信頼し合える関係が構築されていることや，外部組織とのパートナーシップやネットワークが構築されていることである．Sapeciay（2017）は，レジリエンスの高い組織の基準として効果的なネットワークの構築を挙げており，breaking silos という語でその特徴を説明している[8]（**コラム 5**）．これは，高い壁（サイロ）を打ち破るという意味で，各部門を隔てる壁が低く，協働的関係が構築されている状態を比喩した言葉である．そういった組織はいざというときにその関係性を使ってスムーズに連携し，組織内外のネットワークを活用して対処する力をもっている．

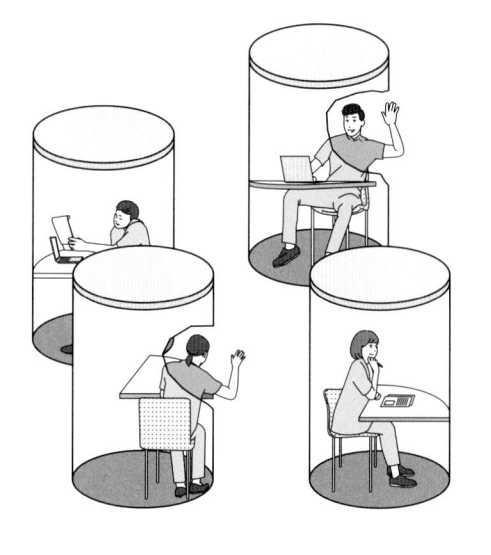

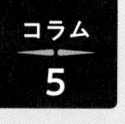

協働を生みだすための breaking silos

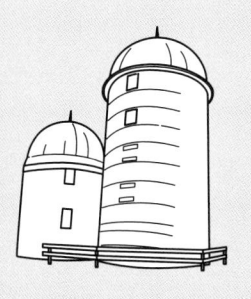

　サイロとは，牧場などにある農作物や家畜の飼料を貯蔵する円筒形の倉庫である．経営学やビジネスの世界では，他部門や外部施設との情報やモノ・人の交流が切断されている状態を「サイロ化」と呼んでいる．一般的に「縦割り」といわれる状態である．サイロ化した組織では，部門間で情報や知識が共有されず，それぞれの部門でそれぞれに業務が運営されるため，不要な重複が存在したり，反対に抜け落ちているものがあったりと，効率性・迅速性に欠けた低パフォーマンスに陥る．

　大きな災害などの際に，サイロ化した組織の機能では対応が全く間に合わない．そこで必要なのが breaking silos，つまり，部門間にある高い壁を壊して，情報，知識，モノ，人の交流を促進することである．部門相互のコミュニケーションが活発に行われることで，重複する業務が明確になり整理され，意思決定が迅速に行われるようになる．その結果，物事を進める速度（**即応力**）が増し，効率性が高まる．

　看護組織においても breaking silos は必要である．部門同士が互いにどうなっているのかを知ることで，自組織ができること，得意なことをいち早くみいだし実行できる．たとえば，各病棟間，看護師と看護補助者の間で風通しをよくし，情報や知識のやりとりをスムーズに行うことで，看護部内の業務は効率的に進められるようになる．医療チームのなかで看護師は調整役としての機能も発揮しなければならないが，部門間の壁が厚く情報共有ができない状況では，チーム内の調整はできず，効果的な協働はなしえない．病院組織においても breaking silos は必要であろう．

　breaking silos は，**協働力**の高い組織やチームを表すメタファー（比喩）である．大きな変化に際して迅速に行動するためには，平時からbreaking silos を実践する必要がある．

(6) 回復力

　回復力とは，危機により，組織が何らかのダメージを受けたときに，これをうまく乗り越え，元の機能を取り戻せるように立ち直る力や，ときに，混乱を跳ね返す力である．これは，これまで述べた(1)〜(5)が総合的に働く状態であり，5つの力を統合する力といえる．

　ここまでをまとめると，レジリエンスの高い組織は，平時から高いマネジメント力で民主的な管理が行われており，危機や変化への準備性が高く，いざというときの余力がある．また，優れた人材を有し，組織メンバーの心理的安全性が保たれている．さらに，柔軟で創造性の高い組織文化が構築されていて，組織自体の信頼が高い組織であるといえる．そして，このような組織は，有事の際にも，危機的な状況が自組織に与える影響を的確にアセスメントして即応し，大きなダメージを回避して迅速に回復する．また，たとえ，大きなダメージを受けた場合でも，協働力を発揮して，組織機能を継続することができる．

4　レジリエンスと組織の成長

　危機発生後，世界は変化するといわれるように，危機から回復した組織は，前と同じ状態に戻ることはない．レジリエンスの高い組織は，組織にダメージが生じるような出来事への対処過程を通して，大きく成長するといわれている．

　大きな変化や危機によって機能が衰退，もしくは失われる組織もあるが，レジリエンスの高い組織は変化や危機への対処過程で，手元の使える資源や人材を活用したり，それを活用するための戦略を練ったりシステムをつくり出したりし，以前とは異なるよりよい組織をつくり上げる．また，この過程で即応的につくり出した方法やシステムを，以前のシステムにうまく組み込んで回復をはかろうとする．したがって，危機が去った後も元に戻るのでは

なく，やり方やシステムが，より柔軟性のある優れたものに更新されるのである．つまり，この過程を通して組織のパフォーマンスは向上する．また，危機状態で再編成された組織や外部とのネットワークによって構造改革が起こった組織では，組織に新しい風が吹き込まれる．さらに，組織の問題やリスク，その対処方法をオープンに検討する雰囲気や，協力して対処する風土が生まれるなど，新しい文化が構築される．

このような組織の変化だけでなく，危機を経験したスタッフの能力も向上する．Meesら(2016)によれば，危機を経験したスタッフは，組織へのコミットメントや効力感の向上，新たな行動規範の獲得，創造性の増大などが認められ，組織への忠誠心が高まり定着率が向上するといわれている[9]．

以上のように，組織のレジリエンスは，危機的状況への対処経験を通して成長する組織において次第に獲得される組織の力といえる．したがって，組織のレジリエンスを高めるということは，危機的事象への備えをするというよりも，むしろ日常的な変化にうまく対応し，その経験を組織の知として積み重ねていくことだといえる．そういった組織では，そこで働く人々がやりがいをもって前向きに働いている．

5 ｜ 事例からみるレジリエンスとケア── レジリエンスの高い看護組織での出来事

1 ｜ 病棟の紹介

A病院は，ある地方都市の250床の急性期病院である．入院病棟は，ICU（集中治療室）を含めて6病棟，そこに手術部，外来部門，検査内視鏡部門の3部門を含めた合計9部署を有している．ここで働く有資格看護職員は350人，無資格者は派遣職員を含めて約50名で，合計400人の看護職員を抱えている．この病院のB病棟は，ベッド数45床で，25人の看護師と5人の看護補助者が勤務している．

2 | 病棟に起こった出来事

　冬のある日，看護補助者の一人がインフルエンザに罹患して欠勤した．翌日，看護師2名，看護補助者1名が同じくインフルエンザで欠勤し，3日後には3名の看護師が罹患した．幸いにも入院患者の感染徴候はみられなかったが，B病棟の欠勤者はこの時点で6名になってしまった．そこで，師長は，日勤者を通常より2名少ない状態で対応することにした．しかし，その2日後(最初の感染者から5日目)，看護師1名が風邪症状を訴えて欠勤するとの連絡があり，そのうえ，別の看護師に弔事が発生した．ついにこの日，B病棟では，通常の看護業務を遂行するために必要な日勤，夜勤の看護師数が確保できない事態になった．

3 | 出来事への対応

　B病棟の看護師長は，最初に欠勤者が出て以来，状況を逐次看護部長に報告していた．看護部長は，B病棟の状況を各看護師長に伝え，師長たちは「その時」に備えて緊急対応を考えていた．

　最初の欠勤者が出てから5日目，まさに「その時」が来てしまったのである．看護部長は全病棟師長にB病棟への応援を要請し，各師長は応援人員をすぐに選出した．それは，すでに師長から内々に要請を受けて自宅待機していた看護師たちであった．彼らが要請に応じて出勤したことで，B病棟の日勤と夜勤の体制は確保され，何とかこの危機を乗り切った．

4 | 組織的な対応による結果

　さて，このような非常事態が発生したこの病棟そして病院は，その後，どうなったのか？　もちろん通常通りの看護活動は行われている．しかし，以前とは少し違う状態が生まれていた．

　看護部長は，このような事態がこれからも発生することを踏まえ，各病棟

の勤務表に毎日オンコール看護師を配置するシステムを構築した．病院経営部と交渉し，オンコール看護師にも手当が出るようにした．さらに，外科病棟と ICU と手術部，内科病棟と外来と検査部門など，連携しやすい部門をまとめて 1 チームとして編成し，看護師の欠勤対応だけではなく，急変患者が生じて急に人員が必要になったときにも，すぐに応援する体制をつくった．このシステムは「部署間応援システム」と命名され，A 病院の従来の勤務体制に組み込まれた．

このシステムを導入したことで生じた変化は，まず看護師の有給休暇取得率が向上したことである．子どもが急病のときにも，気兼ねなく休みがとれるようになり，子育て中の看護職員にはとても喜ばれた．子育て中の先輩看護師がそのように働いている姿は，若い看護師たちを笑顔にした．

次に生じた変化は離職率の低下である．毎年 2 桁の離職者数を出していたが，それが徐々に少なくなり，ついにゼロになった．結婚後もこの病院で働き，出産して，また復帰したいと話す看護師が多くなった．

5 ┃ A 病院のレジリエンス

A 病院のこのような対応と変化がみられた理由を考えるためには，レジリエンスの視点が役に立つ．

(1) 看護部長のリーダーシップと高いマネジメント力

B 病棟では，インフルエンザ感染による急激なマンパワーの低下が発生し，看護サービス提供機能の中断の危機に陥った．しかし，ほかの病棟の看護師が B 病棟の応援に入ることでその危機を回避することができた．このような体制を素早く整えることは，慢性的な人手不足の状態が続いている現在の日本の病院ではなかなか難しい．A 病院も決して人員に余裕があるわけではない．しかし，今回のような迅速な支援ができた要因として，看護部長の高いマネジメント力とリーダーシップが挙げられる．A 病院は普段から，看護部長を中心に副部長，師長が公式，非公式にとてもよい人間関係を

築いていた．看護部長が話す看護の理念を副部長や師長たちもよく理解し，その看護観に共感していた．そして，それを実現するための各部門の実践，マネジメントが毎日の師長会でよく話し合われていた．

　また，看護部長が，看護の視点で他部門との交渉をしてくれることに，師長たちは絶大の信頼をおいていた．看護部長は，病院経営という看護本来の業務以外の問題へも対応を迫られる立場にある．しかし，看護部長はそのような問題に対する自らの迷いや悩みを師長たちに話すことで，看護部が負うべき経営責任について師長たちにも理解できるようにしていた．そのため，病院経営幹部の意思決定がみえやすい組織であると師長たちは感じていた．だからこそ，看護部長からの依頼や指示は，ほかに方法や選択肢がない事態であり，それを拒否したら看護機能の維持があやうくなる可能性があるのだと師長たちは理解できていたのである．

(2) 民主的な管理から生まれた協働力と即応力

　A病院は，師長同士の人間関係のよさが特徴である．毎日の師長会は公式な会議ではあったが，師長たちが病棟で経験した「ちょっとよかったこと，気になったこと」などが語られる場にもなっていた．そのことは，師長同士が互いの病棟管理やその運営上の悩みなどを共有する機会にもなり，どの病棟の事情も互いによく理解し合えていた．

　今回，B病棟が危機状態に陥った際にも，B病棟師長は毎日の師長会で状況を報告していた．そのときに，B病棟に人を出す用意をして備えようと言い出したのは，ほかの病棟の師長であった．病棟師長の立場では，まずは自部署の看護師たちの勤務状態や健康状態などの都合を考えるのが一般的かもしれない．余裕のある部署などどこにもない状況で，自部署の管理をしっかり行うことが師長の第一の役割である．したがって，看護部長からの要請があったとしても，進んで自部署のスタッフを応援に出すという申し出をする師長はそう多くはないだろう．しかし，A病院の師長たちは「どこかが人を出さないとB病棟を閉鎖するしかない．そうなると，今入院している患者さんが困る．それは病院全体，看護全体の問題」と考えている．だからこそ，

B病棟の危機をみんなで何とかしようと即座に戦略を立て行動に移すことで，早期に対応するという**即応力**を発揮できた．

　この病院には，各部門・病棟で起こった出来事を師長たちが共有し，看護部長の理念のもとに，看護部全体で患者のために協力する文化が根付いているといえる．それは，看護部長が日頃からとっていた師長との関係の築き方やビジョンの示し方によって，師長らが看護部長の思いをよく理解できていたうえに，上層部の意思決定過程を理解でき信じるという透明性の高い**民主的な管理**が行われていたからである．また，看護部長と師長，師長同士の情報交換が公式，非公式ともに密に行われていたことが，互いの部署の状況を理解し合うことにつながり，いざというときに連携しようというモチベーションに至った．A病院は，病院運営や看護管理上9つの部署が存在しているが，それぞれに管理する師長たちの間では部署間の壁がほとんどない，いわゆる breaking silos（**コラム5参照**）が起こっているといえる．

　非常時に高度な連携を生み出す組織は，平時からその組織内のメンバーが各自の役割を他者との関係性のなかでよく理解しているといわれる[9]．欠員が生じた場合でも，組織の機能が継続できるような環境が即座に再構築されるので，メンバー各自が自分に与えられた特定の役割だけでなく，組織全体の機能をみる視点をもっているからである．つまり，代替機能が存分に発揮できるためには，組織のメンバーが自分の役割を十分に理解し，かつほかの

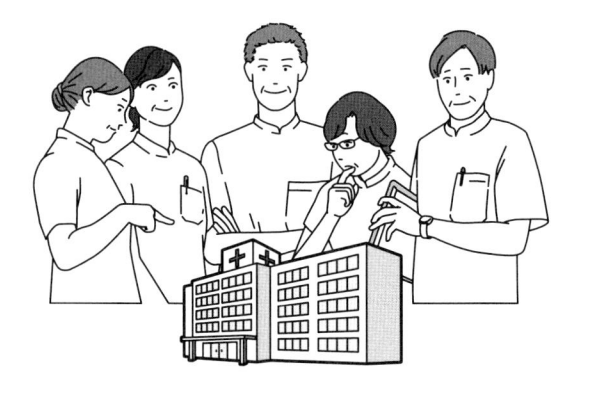

メンバーの役割を担う能力を備えていること，また，広い視野をもって果たすべき役割を明確に理解しているということが必要である．Ａ病院では，毎日の師長会の交流を通じて，この**協働力**が形成されていたことが，自部署がどのように動くかという発想につながったのである．

　Ａ病院の師長たちが考え出したＢ病棟の危機を回避するための戦略は，オンコール体制の看護師を配置することであった．これも人員に余剰がない現場では本来は難しい．しかし，師長がこの戦略を提案した際に，各病棟の看護師たちはすぐに協力に応じた．それは，この病院の**協働力**が，現場の看護師にも行き渡っていたからである．ほかの部門で起こった出来事は，自分の病棟でも起こりうること，そして，今は自分が支援する側だと考える想像力が育っているといえる．

　このように，看護部長の示すビジョンへのコミットメント，公式・非公式な関係性の構築，部署間の問題や情報の共有といったことが習慣として根付いている看護部であることは，1部門に起こった非常事態を自部署の問題としてとらえる，危機的状況に高い**協働力**と**即応力**を発揮することにつながったのである．

(3) 心理的安全性が生み出すよりレジリエントな組織への成長

　非常時に生まれたＡ病院のオンコール体制は，これを経験した看護師たちに変化をもたらした．それは，急病などで欠勤者が出て人員不足が生じることは日常的な出来事であるが，そのような場合にこのシステムが力を発揮することへの気づきである．現場は常にギリギリの人数で業務を回している．その状況下では突然自分や家族が病気になっても，仕事を休むことを躊躇したり，同僚への申し訳なさを感じたりする．そういった状況が積み重なることで，仕事への身体的負担だけではなく心理的な負担感も生じて，仕事とプライベートとのバランスを崩していくことになる．しかし，オンコール体制が常時体制となることで，何かあっても交代要員がいるという安心感につながるのである．

　さらに，この体制は子育て世代の看護師には非常にありがたいシステムで

あったため，A 病院が働きやすい職場へと変化することにつながった．そして，この体制は看護師たちの間に「お互いさま」精神を培い，協働する文化が再生産されることに発展していくだろう．このような精神が看護師に育つことは，自分にできることは何かと考え，今できることを少しでもよいから実行しようとする気持ちが育つことにも通じる．そして，これを日常的な実践のなかで繰り返すことで，もっと大きな非常事態が起こったときに，みんなで何とか乗り越えようと一致団結する気持ちや行動へとつながるのである．

　A 病院では，この非常事態が収束した後も，患者数が減ったり，看護の人員が増えたりしてはいないので，時間や人数に余裕が生まれたわけではない．しかし，オンコール体制ができたことで，看護師が安心感をもって働けるようになり，それが組織のもつ**余力**となった．看護師に心理的に安全な環境を提供することが，日常の実践にこころの余裕をもたらすことになり，看護のモチベーションを上げることに結びつく．モチベーションをもって働くことは，単に休みがとりやすいだけの職場ではなく，看護師として働き続けたい職場，働き甲斐のある職場へと変化させるのである．

　レジリエンスの高い看護組織は，新しいことを受け入れ既存のシステムに組み込むことに躊躇がない．それは，日々の小さな危機への対応を積み重ね，それを自身の組織がもつ知恵として集積しているからである．その経験の積み重ねは，本来ある組織のよい文化をより強固にしていき，よりレジリエントな組織へと変え，それが看護師一人ひとりにとっての働きやすさ，やりがいにつながっていく．

(4) 優れた人材が強化する組織のレジリエンス

　現在の看護実践現場では，診療の補助業務が拡大して，看護師は本来の看護を行いにくくなっている．これには医療政策や医療ニーズの変化などさまざまな要因があるのだが，看護師自身にそのことへの危機感が薄れていることも大いに関係していると思われる．危機感がないのは，看護を忘れたのではなく，入院期間の短縮化による入退院の増加，人員不足による過剰な業務

量などによる心理的圧迫感も影響しているのではないだろうか．忙しさや，常に業務に追われているという気持ちのなかで働いていると，現状をアセスメントして，何か工夫できないだろうか，何か別に方法はないかと考えるこころの余裕を失っていくのではないかと考える．

　A病院においても，毎年，看護師として本来の業務ができないことによる喪失感を理由にした離職者，もっとよい職場環境があるのではないかと考えて離職する者がおり，やむを得ない事情での離職者と合わせると常に2桁台の離職者が存在した．しかし，今回の非常事態の後，次第に離職者が減り，ついにはゼロになった．同時に，新卒看護師の入職希望者が増えて，以前のように採用活動に看護部が奔走する必要もなくなった．

　これは，既存の看護師たちの働き方が変化したことが大いに関係している．つまり看護師が**心理的に安全な環境**下で働くことは，日々の業務に余裕を生むのである．お互いさまという気持ちをもつことは，自分が困ったときには助けてもらえる，だから自分も困った人を助けようとする気持ち，今その人に何が必要かを考え行動する姿勢が育ちやすくなる．この精神は，患者に対する看護実践へも還元されるだろう．つまり，患者に今必要なことが何かを考え，できることから実行していく看護である．これは，看護師が本来の看護を取り戻す瞬間でもある．看護師が看護実践に魅力を感じながら働くことは，自分の職場や自分自身に誇りをもつことにつながる．

　こういった看護師の多い病棟は，看護学生にとってはとても魅力的な職場でもある．先輩看護師が，自分の看護を誇りに思い，看護を語る場面に出会うこと，これほど，後輩看護師を育てるのに優れた環境はない．先輩看護師のこころの余裕は，看護学生や後輩に伝わりやすい魅力的な実践を生み出し，それが後輩看護師を育てるのである．実践能力の高い魅力的な看護師が多いこともレジリエンスの高い看護組織の特徴であるといえる．さらに，こういった組織は，互いに育て合い高め合う文化も形成していくのである．

6 組織レジリエンスの視点が看護師に もたらすもの

　読者のなかには，A病院の特徴のうちいくつかが，自分の働いている病院や施設の特徴と一致していると感じる人もいるのではないだろうか．問題点を探すスタンスではみえないが，レジリエンスの視点でとらえると，組織の別の側面，強みがみえてくるのではないだろうか．レジリエンスは，組織をみる別の視点を私たちに提供してくれるのである．

　読者のなかには，今現在，働いていることがつらい，やりがいを感じられないと思い，悩んでいる人，あるいは，部下が育たない，辞めていく，管理が難しいと悩んでいる管理者がいるかもしれない．そういった人も，組織レジリエンスの視点で自分の職場をみると，悩みの原因についての新しい視点が得られないだろうか．

　個人のレジリエンスは，他者から与えられたり育ててもらったりするものではない．潜在的な力として私たちに本来備わっているもので，その力をうまく発揮できるかどうかが問題なのである．その力をうまく発揮するためには，自分が確実にその力をもっていると信じることが肝心で，潜在的な力を自分で発見していくことが必要である．組織のレジリエンスも同様に，どこの組織にもあり，メンバーが自ら発見し認めていく強みだと認識していくことが肝要である．

　レジリエンスの高い組織で働く人は，日常の実践でこころに余裕をもっている．こころの余裕がある人は，目の前で何か困難な状況が発生しても，何とかなるだろうと楽観的にとらえることができる．また，短期あるいは中長期的な視点をもって，その状況の推移を予測して対応戦略を練ることもできる．その余裕と先見性が，目の前の問題を一度棚上げして，できることから始める，あるいは当面のつらさや危機状況から一時的に退避するといった行動も生み出すのである．このように考えると，レジリエンスを高める第一歩は，まずは自分，自組織を知ることから始まるといえるかもしれない．

　これまでの組織管理は，脆弱性を管理し修正していくというやり方が一般

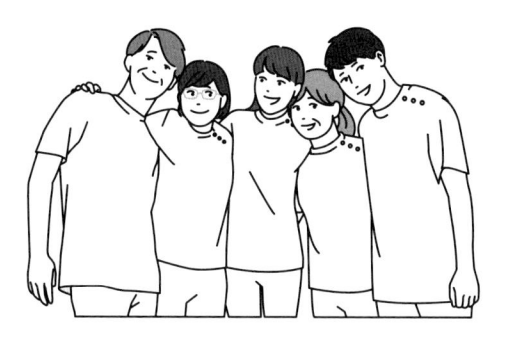

的で，これがリスクマネジメントにも使われてきた．脆弱性の管理は，レジリエンスを強化するための方略の1つではあるが，すべてではない．レジリエンスは，むしろ強みをより強化していくという考え方に立つ．その強化は管理者のみの仕事ではなく，組織全体で成し遂げるものである．所属する組織のよさに気づき，それを高めるために，自分は何ができるのかと考えることは，看護管理者だけではなく，スタッフである看護師にも必要である．なぜならそれは，組織のためというのではなく，自分自身がやりたい看護を実践し続けること，やりがいをもっていきいきと働き続けることにつながるからである．

文献

1) KPMG（2016）：ビジネスレジリエンスの実現　ISO22320を踏まえた組織の危機対応力向上に向けて．https://home.kpmg/jp/ja/home/insights/2016/05/business-resillience.html（2021. 5. 19）
2) 中岡亜希子，冨澤理恵，三谷理恵，澁谷幸（2017）：急性期病院における看護師・看護補助者のより良い協働システム構築をめざす基礎的研究―看護師と看護補助者を対象とした実態調査より―．日本学術振興会科学研究実績報告書．
3) Sandelowski, M.（著），和泉成子，中岡彩（訳）（2004）：策略と願望―テクノロジーと看護のアイデンティティ．日本看護協会出版会．
4) 川島みどり（2009）：看護の危機と未来　今，考えなければならないこと，pp3-57，ライフサポート社．
5) 澁谷幸（2020）：組織レジリエンスの概念分析．神戸市看護大学紀要24：29-39.
6) Wicker. P., Filo. K., & Cuskelly. G（2013）：Organizational Resilience of Community Sport Clubs Impacted by Natural Disasters, Journal of Sport Management 27（6）：510-525.

7) Mallak, L.(1998)：Measuring Resilience in Health Care Provider Organization, Health Manpower Management, 24(4)：148-152.

8) Sapeciay. Z., Wilkinson. S., & Costello. SB(2017)：Building organisational resilience for the construction industry New Zealand practitioners'perspective, International Journal of Disaster Resilience in the Built Environment 8(1)：98-108.

9) Mees, B., McMurray. AJ, & Chhetri(2016)：Organisational resilience and emergency management, Australian Journal of Emergency Management 31(2)：38-43.

あとがき

　レジリエンスという言葉（概念）は，人生で幾度となく訪れるさまざまなイベント（逆境）から立ち直り次へと進む過程そのものであり，また私たち看護職がかかわる患者への支援過程（現象）を表すのにとても近い言葉（概念）でもある．そのため，私は最初にレジリエンスという言葉（概念）を知ったとき，感覚的にレジリエンスをとらえることができた．その一方で，レジリエンスが看護の実際においてどのようなことを表しているのかをうまく言葉にできないジレンマも感じていた．

　このようななか，2019年に私が大会長を務めた第13回日本慢性看護学会学術集会で「地域のレジリエンスを高める慢性看護」をテーマに掲げたことは，本書が誕生する発端となった．本学会では，さまざまな地域で日々看護活動に専心されている臨床看護師や看護教育研究者たちとの交流が行われ，意見交換の結果，私はレジリエンスという考え方が日々の臨床に活かされていることを改めて認識することができた．

　学会以前より，レジリエンスを看護に広めたい，浸透させたいと考え，臨床の第一線で活躍している慢性疾患看護専門看護師，公衆衛生看護学の教員，基礎看護学の教員といった多様な分野の仲間とのディスカッションを重ねてきた．このディスカッションは私にとってとても充実し，ワクワクする時間であった．そして時間が経つのは早いもので，看護にレジリエンスを広めたいという思いから本書の完成まで3年が過ぎようとしている．

　本書は，このような背景から生まれたもので，レジリエンスという言葉（概念）を通して「看護とは」「看護の魅力」「看護のツボ」みたいなものを皆様に伝えることができればと思っている．

　また，本書を書き進める間に，100年に1回といわれる新型コロナウイルス感染症（COVID-19）のパンデミックにも遭遇することになり，何とも不思議な気持ちになったが，同時に日々の生活や教育活動を通してレジリエンスを再考する機会にもなった．というのも，パンデミック以前，私はレジリエ

ンスについて，人（個人），家族，組織はそれぞれ別々のものと考えていた．しかし，今回のパンデミックを通して，地域（都道府県）や国，世界がつながっていること，そのためにパンデミックからのレジリエンスは人と家族と組織と，さらに地域や国がつながっていること，そして，パンデミックから世界がレジリエンスを発揮するためには，医療や看護という限られた領域だけでなく，経済などの領域も含め，一人ひとりの生活と地域社会全体をさまざまに関連させて考える必要があることを実感したからである．

　今，そして未来の看護を担う読者にとって，本書が逆境や困難からの回復に向かう考え方のささやかなヒントになればと願う．日々行っている看護の魅力がわからなくなったとき，看護に行き詰まったとき，看護のやりがいは揺るがないけれど，どうしてなのか他者に伝える言葉がみつからないとき，本書を通して，「そうか，レジリエンスからみると，あのときの私の看護はそういう意味があったのか」「患者中心の看護って難しくない」「これまでのやり方にとらわれず，新しい看護に挑戦してみようかな」と，何かに気づいたり，考えたり，感じてもらえればとても嬉しい．

　同時に，レジリエンスの概念は研究者の数だけ定義があるといわれているように，レジリエンス研究の専門家からみると，本書のレジリエンスに関する考え方や理解に対してさまざまなご意見やご批判があることも承知している．

　最後に，本書を書き進めるにあたり，つたない私たちのアイデアに関心を寄せていただき，何度も何度も文章の編集や校正の作業に辛抱強くお付き合いくださった医学書院の藤居尚子さんには本当に心より感謝申し上げます．

　2021 年 7 月

著者を代表して　池田清子

索引